小儿腔镜手术麻醉手册

主 编 马亚群 刘 刚 李利彪

U0324689

天津出版传媒集团

天津科技翻译出版有限公司

图书在版编目(CIP)数据

小儿腔镜手术麻醉手册 / 马亚群,刘刚,李利彪主编.—天津:天津科技翻译出版有限公司,2015.7
ISBN 978 - 7 - 5433 - 3516 - 5

Ⅰ.①小… Ⅱ.①马… ②刘… ③李… Ⅲ.①小儿疾病 - 内窥镜 - 外科手术 - 麻醉学 - 手册 Ⅳ.①R726.14 - 62

中国版本图书馆 CIP 数据核字(2015)第 138121 号

出　　版:天津科技翻译出版有限公司

出 版 人:刘 庆

地　　址:天津市南开区白堤路 244 号

邮政编码:300192

电　　话:(022)87894896

传　　真:(022)87895650

网　　址:www. tsttpc. com

印　　刷:天津市蓟县宏图印务有限公司

发　　行:全国新华书店

版本记录:720×1020　16 开本　13 印张　250 千字
　　　　　2015 年 7 月第 1 版　2015 年 7 月第 1 次印刷
　　　　　定价:35.00 元

编委会名单

主　编　马亚群　刘　刚　李利彪

副主编　高明龙　郭文治　刘永哲　马　丽　孙　立
　　　　　裴春明　刘　超　马　玲

编委会秘书　刘永哲

编　者　马亚群　中国人民解放军北京军区总医院麻醉科
　　　　　刘　刚　中国人民解放军北京军区总医院麻醉科
　　　　　李利彪　内蒙古医科大学附属医院麻醉科
　　　　　高明龙　中国人民解放军北京军区总医院麻醉科
　　　　　郭文治　中国人民解放军北京军区总医院麻醉科
　　　　　刘永哲　中国人民解放军北京军区总医院麻醉科
　　　　　马　丽　中国人民解放军北京军区总医院麻醉科
　　　　　孙　立　中国人民解放军北京军区总医院麻醉科
　　　　　裴春明　首都医科大学附属北京同仁医院麻醉科
　　　　　刘　超　天津市胸科医院麻醉科
　　　　　马　玲　长江大学附属第一医院内分泌科
　　　　　张　晖　中国人民解放军空军总医院神经外科
　　　　　李红芳　首都医科大学附属北京地坛医院妇产科

前　言

　　写作此书是一个非常有意义的尝试,是一群工作在儿童外科麻醉领域临床一线医生的一次集体经验的分享。

　　麻醉医生的一个重要共识,就是儿童绝不是成人的缩影,无论是在解剖结构、病理、生理还是药理等方面,儿童都有其独特的自身特点,越是低龄低体重儿童,这一点就越明显。而这一点,不仅仅是在理论上得来的,更重要的,是通过大量的临床实践工作,逐步摸索经验、总结教训、不断提炼而成。近年来,随着外科领域新技术、新业务的不断涌现,在成人手术中已经比较普及的腔镜手术慢慢在儿童外科领域逐步开展起来。因此对相关麻醉的要求也越来越高,如何有效应对小儿腔镜手术引起的剧烈病理、生理以及血流动力学改变,成为了小儿腔镜手术麻醉的重要临床课题。得益于八一儿童医院大量的儿童腔镜手术,还有北京军区总医院麻醉科在小儿腔镜麻醉领域积累了很多的经验,促使我们以文字的方式将这些宝贵的经验总结下来,并提供给业界同行,以方便互相学习、共同提高。这是我们写作此书的重要出发点。

　　由于国内外相关参考文献极为有限,加之我们此类著述的写作经验比较欠缺,本书难免有许多不妥之处,还望医学界同仁给予批评指正。如果通过我们的抛砖引玉,能够进一步引起大家对小儿腔镜麻醉的重视,从而有更多专业性更强、理论水平更高的相关著作面世, 那就是对我们写作此书的最大的鼓励与支持。

北京军区总医院麻醉科主任　马亚群

目　录

第一部分

小儿麻醉总论

第一章　小儿解剖与生理学

小儿在自身形态和功能上与成人存在很大的差异,具有许多自身的特点。小儿麻醉不仅需要了解小儿要进行的手术操作,而且需要了解小儿特有的解剖和生理特点。成人和小儿之间有许多明显的不同,这些不同都会影响麻醉的处理。掌握小儿麻醉的关键是认清小儿在不同发育阶段的解剖和生理特点。

一、小儿解剖生理学的定义

人体解剖学是研究人体形态结构及其发生、发展规律的科学。人体生理学是研究人体功能及其原理和活动规律的科学。小儿解剖生理学就是研究小儿形态结构、生理功能与生命活动的基本规律的科学。

(一)小儿的年龄划分

小儿年龄范围为出生至 12 岁。自出生后脐带结扎时起至生后 28 天内称新生儿,1 个月至 1 岁称婴儿,1 周岁到满 3 岁称幼儿,3 周岁以后到 6 ~ 7 岁入小学前为学龄前期,从 6 ~ 7 岁入学起到 12 ~ 14 岁进入青春期之前为学龄期。

(二)小儿生长发育规律

1. 生长发育是连续过程

生长发育在整个小儿时期不断进行,体格的生长基本上是年龄越小增长越快,生后 6 个月增长最快,其后减慢,至青春期生长速度再次加快。

2. 各系统器官发育不平衡

小儿各系统的发育顺序和各器官的生长速度有其阶段性,神经系统发育较早,淋巴系统在儿童期生长迅速,其他器官如心、肝、肾等增长基本与体格生长平行,生殖系统发育较晚。

3. 生长发育的个体差异

小儿生长发育虽按一定的规律发展,但在一定范围内受遗传、营养、性别、疾病、环境等影响而存在相当大的个体差异。

(三)小儿体格生长

1. 体重

体重是衡量小儿生长发育和营养状况的重要指标,也是计算用药剂量和输液量的重要依据。正常同龄、同性别儿童体重存在个体差异,一般在 10% 左右,为便于临床应用,可用下面公式粗略计算。

6 个月以下婴儿:体重(kg) = 出生时体重 +0.7 × 月龄;7 ~ 12 个月婴儿:体重(kg) = 6 +0.25 × 月龄;2 岁至青春期:体重(kg) = 2 × 年龄 +8。

2. 身高

身高增长规律与体重相似,受多种因素影响,正常新生儿出生时身高平均约为 50cm,2 岁时身高约为 85cm,2 ~ 12 岁身高(cm) =7 × 年龄 +70。

二、小儿呼吸道解剖及生理功能特点

小儿呼吸系统与成人在解剖结构和生理功能方面均有较为明显的差别,是导致呼吸系统感染性疾病发病率明显高于成人的重要原因之一。呼吸系统以环状软骨为界划分为上、下呼吸道。上呼吸道包括鼻、鼻窦、咽、咽鼓管、会厌及喉;下呼吸道包括气管、支气管、毛细支气管、呼吸性毛细支气管、肺泡管及肺泡,此外尚包括纵隔、胸廓等。

(一)上呼吸道解剖、生理特点

1. 解剖特点

(1)鼻腔、鼻窦。婴幼儿的鼻腔相对短小、鼻道狭窄,面积大小约与环状软骨处相等,气管导管如能通过鼻孔,一般均能进入气管。小儿鼻腔没有鼻毛,初生儿几乎无下鼻道,黏膜柔嫩,故易受损伤和感染。因其富于血管组织,感染时,常常引起黏膜充血肿胀,易造成鼻塞。又由于婴儿主要经鼻呼吸,因此鼻腔阻塞可引起呼吸困难并出现张口呼吸。黏膜下层缺乏海绵组织,因此婴儿很少发生鼻出血,6～7岁后鼻出血较为多见。婴幼儿鼻泪管较短,所以鼻腔感染后易引起鼻泪管炎、眼结膜炎。婴幼儿鼻窦发育差,随着年龄的增长而逐渐发育,鼻窦黏膜与鼻腔黏膜相连续、鼻窦口相对较大,故急性鼻炎常累及鼻窦。感染时,黏膜充血肿胀可使鼻腔更加狭窄,咽鼓管较宽、直、短,呈水平位,故鼻咽炎时易致中耳炎。

(2)咽部。在婴儿期相对狭窄、垂直,鼻咽部扁桃体、舌及腭扁桃体,围绕咽部呈环状排列,这些淋巴组织肿胀时可引起气道部分阻塞。咽扁桃体6个月内已发育,腭扁桃体至1岁末逐渐增大,4～10岁发育达高峰,青春期逐渐退化。扁桃体炎在1岁以内婴儿少见,多发生在学龄儿童。扁桃体具有一定防御、免疫功能,对单纯性扁桃体肥大者主张无须手术摘除。婴儿舌体相对较大,面罩通气和喉镜置入比较困难,麻醉时,应注意。

(3)喉部。婴儿喉头位置较高,位于第3～4颈椎水平,婴儿气道呈漏斗形状,气道最狭窄的部分位于环状软骨并维持到青春期,对于刚好通过声门的气管导管的型号可能对患儿并不合适。小儿的会厌相对于成人来说又大又长,卷曲且柔软,在对小儿进行气管插管时,应用直喉镜片直接挑起会厌而暴露声门,是很重要的技术关键点。小儿喉部富有血管及淋巴组织,易发生炎性肿胀。由于喉腔及声门部较狭小,轻度炎症或水肿时,容易发生呼吸困难。咽后壁间隙组织疏松,当其处淋巴组织感染后,可发生咽后壁脓肿,临床多见于1岁以内的婴儿。

2. 生理特点

上呼吸道具有调节吸入空气温、湿度和清除异物的作用,从而保护下呼吸道免受或少受微生物与有害物质侵袭,维持正常功能。小儿1岁后鼻、咽和喉腔黏膜具有丰富的毛细血管网,能使吸入的冷空气加温至与体温相同(37℃),并使之湿化后再进入气管、支气管。

(二)下呼吸道解剖及生理特点

1. 解剖特点

(1)气管、支气管。自环状软骨下缘起至与肺泡连接的肺泡管以上,呈树枝状分布。儿童气管位置较成人稍高,右侧支气管较陡直,是气管的延伸。而左侧支气管则自气管的侧方分出,因此支气管异物多见于右侧支气管,引起右侧局部肺不张或肺气肿。婴幼儿的气管、支气管管腔相对狭窄,软骨柔软,缺乏弹力组织,支撑作用不力,黏膜极柔弱,血管丰富,黏液腺分泌不足而较干燥,黏膜纤毛运动差,不能有效地排出微生物,易因感染而充血、水肿,分泌物增加,导致呼吸道阻塞。从婴儿期到成人期,随着管腔的增大,气道阻力大约下降 15 倍,气道阻力下降在 8 岁左右比较明显。婴儿是强迫式鼻式呼吸,鼻孔堵塞会造成呼吸窘迫。婴儿支气管的平滑肌较儿童少,小婴儿哮喘时,用支气管扩张药治疗无效。

(2)肺脏。小儿时期肺的基本组成单位与成人大致相同,但肺泡之间的肺泡孔至 2 岁以后才能出现,所以婴儿无侧支通气。小儿肺脏富含结缔组织,弹力纤维发育较差,血管丰富,毛细血管与淋巴组织间隙较成人为宽,有利于生长发育,整个肺脏含血量多而含气量相对较少,气体交换面积小,间质发育旺盛,肺泡数量较少,造成肺的含血量丰富而含气量相对较少,故易于感染,并易引起间质性炎症、肺气肿或肺不张等。肺门由支气管、大血管和几组淋巴结所组成。淋巴结与肺部其他淋巴组织互相联系。当有呼吸道感染时,肺内淋巴结易出现炎症反应。

(3)胸廓和纵隔。婴幼儿胸廓较短,呈圆桶状,肋骨呈水平位与脊柱几成直角,不利于吸气运动。膈位置较高,胸腔较小,胸廓活动度小,加之呼吸肌发育不良,因此在吸气时肺的扩张受到限制而不能充分换气,尤以肺的下部(脊柱内侧)受限更甚,当肺部感染时易出现呼吸困难。小儿纵隔较成人相对宽大,柔软富于弹性。前纵隔上部包括胸腺、上腔静脉、升主动脉弓和前纵隔淋巴结,下部包括心脏及膈神经等。后纵隔包括气管、支气管、胸导管、降主动脉、迷走神经、交感神经、食管和后纵隔淋巴结等。纵隔周围组织松软,富于弹力,故在胸腔积液或气胸时,纵隔受挤压易致气管、心脏和大血管移位,因此引起心、血管功能障碍,甚至发生危象。婴儿期叶间胸膜炎较为多见。婴儿胸式呼吸不发达,胸廓扩张主要靠膈肌,膈肌下降能增加吸入气体的容积,增加换气量。如膈肌收缩力弱、膈运动发生障碍(鼓肠、腹水、肝大等)都能使肺部换气量减少。

2. 生理特点

(1)呼吸调节和呼吸节律。呼吸动作由大脑皮质的呼吸中枢调节,其调节作用随年龄增加而增强。婴幼儿由于呼吸中枢发育尚不够成熟,患呼吸道疾病时,易引起呼吸功能障碍。

(2)肺回缩力的特点。儿童时期肺回缩力与胸廓回缩力之比,较成人为小,即肺处于膨胀状态。当需氧量增加时,因其缓冲气量较小,易出现换气不足。

(3)肺泡表面活性物质。其是覆盖在肺泡表面的一种软脂酰卵磷脂,具有调整肺泡表面张力大小与稳定肺泡内压力的作用,防止液体渗出,以免发生肺水肿和肺出血。

(4)清除作用。支气管以上部位的黏膜上皮细胞具有黏膜纤毛运转系统,它们的清除功能对防止感染非常重要。

(5)免疫特点。新生儿及婴儿血液中各种免疫球蛋白含量均低,特别是婴幼儿的呼吸道黏膜缺乏分泌型的 IgA。因此,呼吸道免疫功能低下,易患呼吸道感染。

二、小儿循环系统解剖生理特点

循环系统是由心脏和各种血管及血管内流动的血液共同构成的一个封闭的、连续的管道系统。心脏是推动血液循环的动力器官;血管是运送血液的管道,包括动脉、静脉和毛细血管。

(一)心脏血管解剖特点

(1)小儿心脏体积和重量相对成人大。新生儿心脏重量为 20~25g,约占体重的0.8%,而成人心脏重量为 2500~3500g,约占体重的 0.5%。

(2)小儿心脏的位置随年龄而异。小儿心脏的位置随年龄增长而发生变化。2 岁以下幼儿心脏多呈横位,2 岁以后随着年龄增加,直立行走以及胸肺部发育,心脏由横位逐渐转为斜位。小儿心脏的形状在婴幼儿期为球形、圆锥形或椭圆形,6岁后跟成人心脏的形状相接近,为长椭圆形。因此,新生儿心尖冲动位置在左侧第3~4 肋骨乳头线外,6~7 岁在第 5 肋间乳头线上,12 岁在乳头线内 0.5~1cm。

(3)小儿左右心室的厚度因年龄不同而不同。胎儿时期右心负荷大,左心负荷小,故右室壁相对较厚,新生儿时期两侧心室厚度几乎相等。以后,随着年龄的增长,体循环的量日趋扩大,左室负荷明显增加,左室壁厚度较右侧增长快。15 岁时,左室壁厚度为出生时的 2.5 倍,而右室厚度仅比原来增长 1/3。

(4)血管特点。小儿的动脉比成人相对粗,如新生儿的动、静脉内径之比为1:1,而成人为 1:2;新生儿的冠状动脉也相对比成人粗,心肌供血充分。大血管方面,10~12 岁前肺动脉比主动脉粗,之后则相反。婴儿期肺、肾、肠及皮肤的微血管口径较成人粗大,这是由于新生儿和小儿时期代谢旺盛,与各器官需要的血流量相对较多有关。

（5）心脏做功。新生儿由于卵圆孔和动脉导管闭合，心室做功明显增加，尤以左心室更为明显，处于超负荷状态。与成人相比，新生儿的心肌结构特别是与收缩性有关的心肌群发育差，心室顺应性较低，心肌收缩性也差，每搏量较小，心功能曲线左移，这些特点使新生儿和婴儿有心力衰竭倾向。心脏对容量负荷敏感，对后负荷增高的耐受性差，心排血量呈心率依赖性。

（二）心脏生理特点

1. 心率——年龄愈小，心率愈速

小儿时期支配心脏的交感神经占优势，迷走神经尚未完善，其兴奋性较低，对心脏抑制较弱，同时小儿新陈代谢旺盛，身体组织需要更多的血液供给，所以小儿心率较快。在新生儿和婴儿，心率是决定心排血量的主要因素，在心排血量降低之前，当维持前负荷、收缩性和心肌氧和不变时，婴儿比成人能承受更快的心率。心动过缓可以急剧降低婴儿和小儿的心排血量。6个月以下婴儿，麻醉期间如脉搏慢于100次/分，应注意有无缺氧、迷走神经反射或深麻醉，应减浅麻醉，纠正缺氧，用阿托品治疗，必要时暂停手术。当术中出现心排血量减少导致低血压时，治疗应该考虑通过增加心率而增加心排血量。术中的心动过缓常常来自迷走神经张力的升高，常见于喉镜检查、眼科手术、气道手术、腹部牵拉等，在这种情况下，依赖心率的心排血量锐减导致血压下降，此时应用阿托品提高心率以便升高血压。另外，婴幼儿迷走神经未发育完臻，中枢紧张度较低，对心脏收缩频率和强度的抑制作用较弱，而交感神经占优势，故易有心率加速。一般体温每增高1℃，心率每分钟增加约15次。睡眠时，心率每分钟可减少20次左右。

2. 血压——动脉血压高低主要取决于心搏出量和外周血管阻力

小儿年龄愈小，动脉压力愈低。正常新生儿收缩血压是60~80mmHg（1mmHg≈0.133kPa），脉搏120~140次/分。随着年龄增长，心脏每搏量增加且动脉管径相对变细，血压逐渐升高，脉搏亦逐渐下降。小儿麻醉测量血压时应根据不同年龄选择不同宽度的袖带，袖套宽，血压读数较实际血压低；袖套过窄，读数较实际为高。正确的袖套宽度应是上臂长度的1/2~2/3。不同年龄的血压不同，为便于推算，小儿上肢血压正常值可按下列公式计算：1岁以上收缩压=80+（2×年龄）mmHg，舒张压为收缩压的2/3。高于此标准20mmHg以上考虑为高血压，低于此

标准 20mmHg 以上可考虑为低血压。正常下肢比上肢血压高 20~40mmHg。脉压为收缩压与舒张压之差,正常为 30~40mmHg。新生儿心排量高,为 180~240mL/(kg·min),是成人的 2~3 倍,以满足代谢耗氧量高的需要。

静脉压的高低与心搏出量、血管功能及循环血容量有关。上、下腔静脉血返回右心室受阻也影响静脉压。正常小儿坐位或立位时看不到饱满的颈静脉,看到则提示静脉压高。在右心衰竭、心包积液、缩窄性心包炎时,或小儿哭叫、体力活动、变换体位时,可以看到颈静脉饱满的体征,即提示有病理性的或暂时性的静脉压升高。

3. 循环时间

正常婴儿循环时间平均为 7 秒,儿童为 11 秒。在充血性心力衰竭则时间延长,先天性心脏病中有右向左分流臂至唇的循环时则缩短。

4. 小儿血红蛋白含量和对氧的亲和力随年龄改变

新生儿血红蛋白 170g/L,大部分是胎儿血红蛋白,胎儿血红蛋白氧离曲线左移,P_{50} 为 18mmHg,成人 P_{50} 为 26mmHg。6 个月时胎儿血红蛋白由成人血红蛋白替代,血红蛋白也降至 110g/L,故 6 个月以内婴儿,血红蛋白携氧能力显著下降。在指导输血时应考虑这种生理变化。在以体重计算基础上,新生儿循环血容量高于成人。新生儿血容量为 80~90mL/kg,1~6 岁儿童 70~75mL/kg,6 岁以上渐渐达到成人水平 65~70mL/kg。在手术前,应评估术中预期失血量和可承受的失血量,并决定是否输血,以及何时输血。在小儿,提倡术前应用促红细胞生成素来提高血细胞容积,这便于自体输血。

三、小儿消化系统解剖生理特点

小儿处于不断的生长发育时期,营养物质的需要量相对较成人多,消化系统的负担较重,但功能尚未发育完善,掌握小儿消化系统的解剖生理特点上,对预防小儿消化道疾病及进行消化道手术麻醉非常有益。

1. 口腔

小儿口腔黏膜柔嫩,血管丰富,容易损伤出血,故忌用毛巾擦口腔黏膜,以免损伤口腔黏膜而导致感染。足月新生儿出生时已具有较好的吸吮吞咽功能,早产儿则较差。新生儿及婴幼儿唾液腺发育不够完善,唾液及唾液中淀粉酶分泌不足,易致口腔黏膜干燥,易受损伤和细菌感染。

2. 食管和胃

新生儿和婴儿的食管呈漏斗状、黏膜纤弱、腺体缺乏、弹力组织及肌层尚不发达,食管下段贲门括约肌发育不成熟,控制能力差,常发生胃－食管反流,绝大多数在 8～10 个月时症状消失。婴儿胃呈水平位,当开始行走时其位置变为垂直;胃平滑肌发育尚未完善,在充满液体食物后易使胃扩张;由于贲门和胃底部肌张力低,幽门括约肌发育较好,故易引起幽门痉挛出现呕吐。小儿胃容量小,食物通过胃的时间比成人快,每次食量不如成人大,故每日饮食次数须比成人多。婴儿胃排空时间与食物种类有关,一般水为 1.5～2 小时,母乳 2～3 小时,牛乳为 3～4 小时。早产儿胃排空慢,易发生胃潴留。麻醉师通过给患儿禁食以维持较低的胃容量,减少术中反流误吸风险,但是同时要考虑到患儿由于禁食引起低血糖的风险。

3. 肠

婴儿的肠的总长度相对较成人长,且小肠长度占大肠长度的比例较高,分泌面及吸收面较大,有利于消化吸收。但小儿肠壁薄,黏膜脆弱,肠液中大多数酶含量较低,对完成消化吸收功能不利。肠系膜柔软而长,黏膜下组织松弛,易发生肠扭转和肠套叠。肠壁薄,通透性高,毒素易吸收引起全身性疾病。婴儿肠道蠕动较强,故排便次数较多。同时由于自主神经功能不完善,肠道蠕动功能和分泌消化液的功能极易受外界影响,引起消化不良或腹泻。小肠的主要功能包括运动、消化、吸收及免疫保护。大肠的主要功能是贮存食物残渣、进一步吸收水分以及形成粪便。

4. 肝

年龄愈小,肝脏相对愈大,但肝细胞和肝功能不成熟。肝细胞再生能力强,不易发生肝硬化,但易受各种不利因素的影响。解毒能力差,新生儿肝功能发育未全,与药物代谢有关的酶系统虽已存在,但药物的酶诱导作用不足,同时,肝血流相对较少,肝脏结合和分解药物的能力较差,所以与较大小儿相比,药物在新生儿有更长的半衰期。随着年龄的增长,肝血流增加,酶系统发育完全,肝脏代谢药物的能力迅速增加,通常在出生后几个月后小儿肝功能达到成人水平。婴儿期胆汁分泌较少,影响脂肪的消化和吸收。

5. 胰腺

分为内分泌和外分泌两部分,前者分泌胰岛素控制糖代谢;后者分泌胰腺液,内含各种消化酶,与胆汁及小肠的分泌物相互作用,共同参与对蛋白质、脂肪及碳水化合物的消化。新生儿及幼婴儿胰脂肪酸和胰蛋白酶的活性都较低,故对脂肪和蛋白质的消化和吸收不够完善,直到 2～3 岁时,才接近成人水平。婴幼儿时期胰腺液及其消化酶的分泌易受炎热天气和各种疾病的影响而被抑制,容易发生消化不良。

6. 肠道细菌

正常肠道菌群对侵入肠道的致病菌有一定的拮抗作用。婴幼儿肠道正常菌群脆弱,易受许多内外界因素影响而致菌群失调,引起消化功能紊乱。

四、小儿泌尿系统生理解剖特点

小儿从出生到进入成年人的过程,各组织器官自解剖结构到生理功能一直处于不断生长、发育和完善的动态过程,就小儿泌尿系统而言,虽然初生儿泌尿系统各组成器官形态上已有雏形,肾单位数目也与成年相同,但是肾小球、肾小管、肾血管等解剖和生理功能均不成熟,具有小儿本身的一些特征。

(一)解剖特点

1. 肾脏

小儿年龄愈小,肾脏相对愈重,新生儿两肾重量约为体重的 1/125,而成人两肾重量约为体重的 1/220。婴儿肾脏位置较低,其下极可低至髂嵴以下第 4 腰椎水平,2 岁以后始达髂嵴以上。右肾位置稍低于左肾。对 2 岁以内的健康小儿腹部触诊时,容易扪及肾脏。婴儿肾脏表面呈分叶状,至 2～4 岁时,分叶完全消失。

2. 输尿管

婴幼儿输尿管长而弯曲,管壁肌肉和弹力纤维发育不良,容易受压及扭曲而导致梗阻,易发生尿潴留而诱发感染。

3. 膀胱

婴儿膀胱位置比年长儿高,尿液充盈时,膀胱顶部常在耻骨联合之上,突入腹腔而容易触到,随年龄增长逐渐下降至盆腔内。婴幼儿膀胱黏膜柔嫩,肌肉层及弹力纤维发育不良,且 5 岁以下的小儿膀胱黏膜下输尿管过短、过直,膀胱三角区肌层薄弱,肌张力低,易导致膀胱输尿管尿液反流,而产生反流性肾病和肾脏瘢痕形成。

4. 尿道

新生女婴尿道长仅 1cm，且外口暴露而又接近肛门，易受细菌污染。男婴尿道虽较长，但常有包茎，尿垢积聚时，也易引起上行性细菌感染。

(二)生理特点

肾脏的生理功能主要有：①通过尿液排泄体内的代谢中间或终末产物；②具有一定的内分泌功能，如产生肾素、前列腺素等。由此达到调节机体内水、电解质平衡和维持内环境的稳态，其功能的完成主要是通过肾小球滤过和肾小管重吸收进行的。肾脏完成其生理活动，主要通过肾小球滤过和肾小管重吸收、分泌及排泄。

小儿肾脏功能不成熟，主要表现在：①肾小球滤过率低，新生儿肾灌注压低且肾小球滤过和肾小管功能发育不全，2 岁时肾功能才能达成人水平；②肾小管重吸收和排泄功能不足，新生儿和婴幼儿的肾小球和肾小管功能均不成熟，且小管较小球更不成熟，由于球管常不平衡，易致水肿和电解质紊乱，新生儿吸收钠的能力低，易丧失钠离子，产生低钠血症；③浓缩和稀释功能较差，婴儿浓缩尿液能力有限，尿中易丢失较多的葡萄糖、氨基酸和电解质，是新生儿和幼婴易发生水电解质代谢紊乱的重要因素之一。

五、小儿神经系统解剖及生理特点

神经系统是生命活动的重要调节系统，由中枢神经和周围神经两部分组成。中枢神经包括脑和脊髓，周围神经包括与脑相连的 12 对脑神经和与脊髓相连的 31 对脊神经及植物性神经。大脑是中枢神经系统最高级的部分，大脑皮质是人体进行意识活动的物质基础。神经系统发育是儿童神经心理行为发展的基础。所有器官中神经系统发育居领先地位，速度亦快。脑的生长是形态发育与结构功能逐渐成熟的过程，主要是神经细胞体积的增大和与之相连的突触数量的增加。

(一)小儿神经系统解剖特点

(1)大脑。在小儿生长发育过程中，神经系统发育最早，速度也最快。新生儿大脑已有主要沟回，8 岁时接近成人。小儿的脑耗氧量高，对缺氧的耐受性较成人差，长期营养不良可引起脑发育落后。婴幼儿时期，神经纤维发育还不完善，外界刺激引起的神经冲动传入大脑,不仅速度慢,易于泛化,而且不易在大脑皮质内形成稳定兴奋灶。各种损害因素都可能影响小儿的大脑发育,缺血和缺氧可以破坏血脑屏障进而导致脑水肿和颅内压增高,在血脑屏障受损基础上,可以引起钙进入大脑及自由基形成,进一步损害到大脑。

(2)脊髓。脊髓位于脊柱的椎管内,呈前后略扁粗细不等的圆柱状,有31对脊神经从脊柱两旁发出。脊髓的发育与运动发展的功能相平行,随着年龄的增长,脊髓加长增重。胎儿时,脊髓的末端在第二腰椎下缘;新生儿时,达第3腰椎水平;4岁时,脊髓下端位于第1~2腰椎之间。婴幼儿做腰椎穿刺时,位置要低,以腰4~5间隙为宜。脊髓在出生时,已具备功能。2岁时,接近成人。脊髓是中枢神经的低级部分,主要具有传导功能和反射功能。

(3)脑脊液。脑脊液为无色透明的液体,充满在各脑室、蛛网膜下隙和脊髓中央管内,由脑室中的脉络丛产生。新生儿脑脊液量少,压力低,抽取脑脊液较困难。

(4)神经反射。反射是神经活动的基础,小儿出生时,已具备各种维持生命所必需的非条件反射,如角膜反射、瞳孔反射、吞咽反射、肌腱反射等。同时,随大脑皮质的发育,某些神经反射,如拥抱反射、觅食反射、吸吮反射等逐渐消退。语言功能的发育与小儿认识技能的发育紧密相关。个人及社交技能可受到环境及文化的影响。行走、说话及其控制的发育相当重要。只有综合小儿的家庭环境及身体状况才能对小儿的发育做出准确的评价。

(二)小儿神经系统的生理特点

(1)脑发育非常迅速。婴幼儿时期,脑的发育非常迅速,从出生到7岁,脑重量增加近4倍,7岁左右已基本接近成人。与此同时,脑的机能也逐渐复杂、成熟和完善起来,为建立各种条件反射提供了生理基础。

(2)中枢神经系统的发育不均衡。脊髓和脑干在出生时即已发育成熟,而小脑发育则相对较晚,到5~6岁时,才能准确协调地进行各种动作,并且能很好地维持身体的平衡。到8岁左右,儿童大脑皮质发育已基本接近成人。

(3)大脑皮质的兴奋与抑制过程发展不平衡。幼儿大脑皮质发育尚未完善,兴奋占优势,抑制过程形成较慢。但兴奋持续时间较短,容易泛化,主要表现为对事物保持注意的时间不长,常随兴趣的改变而转移注意,动作缺乏准确性等。

(4)植物性神经发育不完善。交感神经兴奋性强而副交感神经兴奋性较弱。

六、体液平衡和代谢

体液分布在 3 个区域,即血浆、间质和细胞内。小儿主要是间质液所占比例较成人高,血浆和细胞内液的比例则与成人接近,年龄越小,体液占体重比例越高。小儿细胞外液在体重中所占比例较成人大,成人细胞外液占体重的 20%,小儿占 30%,新生儿占 35% ~ 40%。细胞外液中主要阳离子是 Na^+,阴离子是 Cl^-、HCO_3^- 和蛋白质。细胞内液主要阳离子是 K^+ 和 mg^{2+}。

小儿水代谢特点。①小儿水需求量大,转换率高。水的需要量与新陈代谢、摄入热量、经肾排出、不显性失水和温度等多种因素有关。小儿生长发育快,机体新陈代谢旺盛,体表面积大,呼吸频率快,不显性失水多。小儿水交换量率比成人大,婴儿转换率达 $100mL/(kg \cdot d)$,故婴儿容易脱水。婴儿脱水 5 天,细胞外液间隙即空虚,成人脱水 10 天才达同样水平。细胞外液与细胞内液比率在出生后逐渐下降,2 岁时与成人相近。②体液调节功能不成熟。小儿调节水、电解质和酸碱平衡的神经、内分泌系统及肺、肾等器官发育尚未完全,调节功能尚未成熟。新生儿和婴幼儿肾脏浓缩功能只有成人的一半,因此尿量较多,而肾脏稀释能力虽然达到成人水平,但由于肾小球滤过率低,水排出慢,摄入过多易造成水肿和低钠血症。

小儿新陈代谢率高,氧耗量是成人的 2 倍,故小儿麻醉期间应常规吸氧。新生儿及婴儿对禁食及液体限制耐受性差,机体糖及脂肪储备少,较长时间禁食易引起低血糖及代谢性酸中毒倾向,故婴儿手术前禁食时间应适当缩短,术中应适当输注葡萄糖。

小儿基础代谢高,细胞外液比例大,效应器官的反应迟钝,常需应用较大剂量的药物,易于出现用药过量及毒性反应。麻醉时,应考虑麻醉药的吸收和排泄,从而控制用药剂量。

七、体温调节

体温调节是人体通过调节其产热和散热的生理活动,如寒战、发汗、血管舒缩等,以保持体温相对恒定的调节过程。体温调节是一个复杂的过程,涉及外周和中枢温度感受器、中枢神经系统、下丘脑和中枢温度感受器的整合。

正常口腔温度比直肠温度低 0.2℃ ~ 0.3℃,平均约为 37.0℃;腋窝温度比口腔温度又低 0.3℃ ~0.5℃,平均约为 36.7℃。正常生理情况下,体温可随昼夜、年龄、性别、活动情况不同而有一定的波动。一昼夜中,清晨 2~4 时体温最低,午后4~6时最高,变动幅度不超过 1℃。新生儿的体温略高于成年人,老年人则稍低于成年人。婴儿的体温调节机能尚未完善,可受环境温度、活动情况或疾病的影响而有较大的波动。

新生儿体温调节机制发育不全,皮下脂肪少,而体表面积相对较大,容易散热,故体温易下降。新生儿无寒战反应,只能通过褐色脂肪以化学方式产生热量。吸入麻醉时抑制褐色脂肪依赖性产热作用,新生儿在吸入麻醉期间易发生低体温。寒冷环境可以导致小儿出现氧耗量增加、缺氧、酸中毒、药物蓄积等不良反应,所以小儿麻醉保暖是重中之重。新生儿麻醉时,应采取保温措施(保温毯、棉垫包绕四肢),对血流丰富的部位更应注意保暖,机械通气时加温加湿,术中冲洗采用温盐水,同时保持手术间在适宜温度范围内。

在避免小儿麻醉期间低体温的同时,也要避免体温升高,麻醉期间体温升高的原因有术前发热、脱水、环境温度升高、应用胆碱能抑制药、术中手术单覆盖过多,以及呼吸道阻塞等。麻醉期间体温升高,新陈代谢及氧耗量相应增高,术中易缺氧,体温过高术中可发生惊厥。

参考文献

1. Motoyama EK. Smith's Anesthesia for infants and children. 6th Ed. St Louis: CV Mosby, 1995

2. David Longerneker, David Brown, Mark Newman. 范志毅主译. 麻醉学. 北京:科学出版社,2010

3. Robert S,Thomas J,David M. 陈煜主译. 实用小儿麻醉技术. 北京:科学出版社,2011

4. Saint-Maurice C, Murat I, Coffey C. 实用小儿麻醉学. 北京:人民卫生出版社,1997

5. 金熊元. 小儿麻醉进展. 临床麻醉学杂志,1992,8:160

6. Gregory GA. Pediatric Anesthesia. 3rd ed. New York: Churchill Livingston, 1994

7. Hanan JD,Chan JCM,Gill JR. Pretension and the kidney. J Pediatar,1991,118:327-340

8. Aperia A,Zellerstrom R. Renal control of fluid homeostasis in the newborninfant. Clin Perinatol,1982,9(122):3

第二章　小儿临床药理学

　　临床药理学主要是指以患者作为研究对象,利用现代医学理论和医学技术,研究药物在体内与人体之间相互作用的规律和机制,探讨临床用药的有效性和安全性,制定个体化用药方案,减少药物不良反应和药源性疾病发生的一门科学。

　　儿科临床药理学是临床药理学的重要的分支,其主要对象是儿童。由于儿童对药物的蛋白结合率不恒定,分布容积较大,而脂肪、肌肉储备较少,肝肾功能不全等原因,造成儿科用药比成人用药更加复杂。许多药物在儿童尤其在新生儿应用中,其药代动力学和药效动力学与在成人应用中有明显不同,本章主要就小儿药理学特有的特点进行阐述。

一、小儿药物代谢动力学

(一)小儿药代动力学定义及特点

　　影响小儿药物反应的因素分为两类,即药代动力学(药物吸收、分布、代谢和清除)因素和药效动力学(药物-受体相互作用)因素。

　　药代动力学是研究药物在体内的转运、转化规律以及由于转运、转化而产生的血浆中药物浓度变化的情况,以数学公式或图解表示之。体内药物剂量变化受到药物的吸收、代谢、分布和排泄等体内过程的影响。药物的作用取决于药物在受体部位的血药浓度及持续时间的长短,研究血药浓度随时间变化的规律,获得动力学参数,为临床制定合理的给药方案提供依据。

　　小儿的生理学特点决定小儿的药代动力学有其特殊的一面。小儿不同时期的生理学特点,决定了小儿的药代动力学也有差异。小儿身高、体重以及蛋白结合率等都处于发育的状态,并且由于儿童的细胞外液其所占的比例远远高于成年人,同时药物排泄非常缓慢,从而导致药物生物的半衰期延长,酶系统不足或者缺乏,药物的血药峰浓度和分布容积成反比,药物与血浆蛋白结合的能力较弱,所以造成儿童药物代谢规律与成人有很大不同。

(二)婴幼儿及儿童药代动力学影响因素

1. 药物的吸收与给药途径

药物的吸收、分布和消除受一些相关因素的影响。一般而言,虽然婴幼儿药物清除能力较低,但药物吸收分布快于年长儿。因此,低龄小儿药物过量和中毒风险较大。对于小儿而言,患儿可以接受的给药途径和速度是一个重点考虑的问题。药物可以通过口服、直肠、经鼻、经皮肤、经结膜、肌肉、静脉或吸入等方式给药。吸收速度:吸入 > 舌下 > 肌注 > 皮下 > 直肠 > 口服 > 皮肤。

(1)经胃肠道给药

口服或直肠给药通过被动扩散的方式吸收,吸收的速度主要取决于胃酸度、胃排空时间和病理状态。疾病状态如腹泻可进一步减少药物的吸收。胃液 pH 值影响药物的吸收率,而胃排空时间延长可增加药物与胃黏膜接触时间使吸收增多。较大的婴儿和成人胃肠吸收功能没有什么区别,新生儿胃内容物酸性更弱,胃排空及小肠转运时间比其他任何年龄段都慢。能吃奶的或经鼻饲给药能耐受的新生儿,经胃肠道给药是安全的。

(2)胃肠道外给药

1)皮下或肌内注射。肌内注射药物的吸收程度取决于注射部位的血流量和肌肉的活动,不能活动的婴幼儿,肌注药的吸收量相对减少。如因疾病不能活动的婴幼儿接受了肌松药后,可减少肌内注射药物的吸收。新生儿每克肌肉得到的血液供应约为成人的 4 倍,肌肉中较多的血液使经肌内注射药物起效比成人快,这是经肌内注射氯胺酮和琥珀胆碱,新生儿和儿童比成人起效快的原因。不同药物吸收速度也不同,如地高辛肌注吸收差,苯巴比妥口服吸收差,肌注吸收快。新生儿皮下脂肪少,皮下注射不适用。较大的新生儿,可用肌内注射。

2)静脉给药。药物直接入血并迅速分布到作用部位,发挥治疗作用,是危重患儿可靠给药途径,静注高渗药物可引起高渗血症的危险。许多药物具有高渗性,短期大量输入静脉可造成高渗血症,如10% 葡萄糖液。为预防医源性高渗血症对新生儿的损伤,在用药时,应了解所用药物的渗透压,尽量避免在短期内重复、大剂量使用多种高渗药物,必要时,监测小儿血渗透压。新生儿静脉给药时,应注意:①按规定速度给药;②有些药物渗出可引起组织坏死,给药时,应密切观察;③反复应用同一血管可产生血栓性静脉炎;应变换注射部位,并避免用高浓度溶液。

3)吸入给药。药物通过呼吸经肺脏进入血液循环,儿童和成人相比较,吸入麻醉药在组织中平衡更快,原因在于肺泡通气量增加,特别是与功能残气量比例和心输出量增加有关。

2. 药物的分布

药物吸收后,经血液循环迅速分布到全身。分布是与组织大小、脂肪含量、体液 pH 值、药物的脂溶性和分子量、与蛋白结合的程度及生物屏障等因素有关。不同年龄阶段,各组织血液、体液成分含量不同,使药物在各年龄段分布也不完全相同。

(1)心排血量。婴幼儿和儿童期心排血量较高,意味着循环速度较快,因此药物进出作用部位的速度更快。

(2)蛋白结合率。由于部分药物与血浆蛋白结合,其余以游离状态弥散进入细胞间隙,药物与血浆蛋白结合,得以把血液中游离状态的药物控制在一定水平。由于婴幼儿血浆中总蛋白和白蛋白的量较少,故蛋白结合率要较年长儿或成人要低。导致新生儿对药物的蛋白结合率低的因素:①血浆蛋白浓度低;②蛋白与药物的亲和力低;③血 pH 值较低,影响药物和白蛋白结合;④存在竞争物(如胆红素),水杨酸类、磺胺类可竞争血浆蛋白。

(3)体液及细胞外液。药物的表观分布容积受体液容量的影响,而体液的容量在不同年龄阶段数值不一。与成人和儿童相比,新生儿体内水占体重的比例要高,新生儿较高的细胞外液使水溶性药物的分布容积增大,使血药峰浓度降低而减弱药物最大效应。同时,又使药物代谢与排泄减慢,延长药物作用的维持时间,为达到预定的血药浓度和临床效果常需要加大首剂量。

(4)血脑屏障发育不完善。血脑屏障是指大脑毛细血管对大多数离子和大分子物质相对的不可通过性。新生儿血脑屏障易被透过,游离药物可自由通过,有助于对细菌性脑膜炎的治疗。但有些药物如磺胺类等与胆红素争夺白蛋白,使游离胆红素增加,透过血脑屏障可引起核黄疸。容易穿过血脑屏障向脑组织转运的药物有:全身麻醉药,镇静催眠药,吗啡等镇痛药。不足 6 个月婴儿的血脑屏障功能较弱,芬太尼、哌替啶可直接进入脑脊液,对呼吸中枢产生抑制。

3. 药物的代谢

药物的代谢过程通常是指将脂溶性药物转化为水溶性药物经肾脏排出的过程。虽然一些药物可以以原型通过肺脏、肾脏、皮肤或胃肠道排出，但更多的经过肝脏代谢，成为离子化形式经肾脏排出。肝脏的药物清除率受到肝脏血流、肝脏代谢能力和药物与蛋白结合能力的影响。

药物代谢分两个阶段。第一阶段，主要是通过氧化、还原、水解等作用使药物的极性增强，有利于药物的排出。许多药物的代谢都需要细胞色素 P450，了解药物特性，分清肝药酶诱导剂和肝药酶抑制剂，有助于理解药物代谢。第二阶段药物代谢，主要通过合成和解合反应，使药物分子的极性增强，以有利于肾脏的药物排泄。第二阶段，是药物原型或代谢产物与体内一些物质或基因发生结合反应，使药物的极性增加。这个过程包括葡萄糖醛酸化、硫酸化及乙酰化等。大多数脂溶性药物，需与葡萄糖醛酸、甘氨酸、乙酰基或硫酸盐等结合成为水溶性而排出。新生儿葡萄糖醛酸转移酶活性低，药物代谢清除率减慢。与葡萄糖醛酸结合后排泄的药物，如吲哚美辛、水杨酸盐和氯霉素，必须减量和延长给药时间间隔。但新生儿的硫酸结合能力好，可对葡萄糖酸结合力不足起补偿作用。影响新生儿药物代谢的因素多，要全面考虑，综合分析，实现用药个体化。

药物代谢的意义：①解毒，绝大多数药物通过代谢后失去药理活性，称为解毒；肝药酶活性低时，应用主要在肝灭活的药物时要特别慎重；②活化，少数药物经代谢变化后效力反而增强，称为活化。

4. 药物的排泄

（1）肾是药物排泄的主要器官，肾脏排泄包括肾小球滤过和肾小管排泌。肾小管排泌是主动转运过程，药物可通过脂溶扩散从肾小管重吸收回到血液中去，肾小管重吸收的主要是未离解的脂溶性药物，改变尿液 pH 值可影响药物的离解度，能显著影响弱酸性或弱碱性药物在肾小管的重吸收；相反，增加弱酸性药物的离解度，可减少其在肾小管的重吸收，加速其排泄率。故弱酸性药物中毒时，宜用碳酸氢钠碱化尿液，加速毒物排出。肾功能不全者慎用或禁用主要经肾排泄的药物。

经肾脏代谢的药物半衰期有三个阶段变化：在新生儿，由于肾功能不成熟而使药物半衰期延长；到儿童时期，由于肾功能成熟，肾血流增多使药物半衰期缩短；到了青少年和成人，由于肾功能相对减低和肾血流减少，药物半衰期较儿童延长。此外，年龄和疾病状态能够影响药物的处置和代谢。疾病状态通过影响局部血流的病理生理改变、排泄器官的清除率和血浆与组织的结合能力等方面,影响药物代谢动力学和药物效应动力学。新生儿肾组织结构未发育完全,肾小球数量较少,主要以原型由肾小球滤过较肾小管分泌排泄的药物消除来得慢。小儿的肾血流量、肾小球滤过及肾功能与成人相比均有较大差距,使经肾排泄的药物消除速率减慢。导致小儿使用某些药物后的消除半衰期相对延长。例如,氯胺酮用于小于 3 个月的婴儿时,虽然其分布容积与较大的婴儿相似,但其消除半衰期却较长,可能就是因为较小婴儿的代谢和肾排泄能力较弱。

(2)胆汁排泄药物从肝细胞向胆汁的转运是主动转运过程,需有载体,有饱和现象。药物由胆汁排入十二指肠后,有些可被肠上皮细胞吸收进入血液,形成"肝肠循环"。

(3)某些药物可从乳汁排泄,可能引起乳儿中毒。某些挥发性药物可从肺排泄,有些药物可从支气管排泄或从汗腺排泄。

二、小儿药效动力学

药效动力学研究药物与受体(效应器官)相互作用及各种影响因素的关系。药效学的相互作用可发生于受体部位,两种作用相同的药物联合应用时可使效应增强,这类相互作用成为协同,作用相反的药物伍用,结果是原有的效应减弱,成为拮抗。

(一)药物对机体的作用

药物对机体的作用包括:兴奋作用与抑制作用、局部作用与吸收作用、直接作用与间接作用、防治作用与不良反应等。

(二)药物对机体的副作用

药物的副作用是指药物在治疗量时,引起的与防治疾病的目的无关,甚至有害,但对组织器官无损害的作用,包括:毒性反应、过敏反应、继发反应、习惯性、成瘾性。由于小儿的各系统功能尚未发育完全,对某些药物的反应敏感,因而药物的副作用表现较为明显,麻醉时呼吸抑制较多见,心功能发育未全者,循环系统的反应也比较明显。如吸入麻醉药异氟烷的呼吸抑制作用在儿童中表现明显,异丙酚用于儿童的持续镇静会导致严重的心律失常。

（三）药物作用的机理

①改变理化环境；②酶促或酶抑作用；③对代谢影响；④影响细胞膜的通透性；⑤影响活性物质释放；⑥作用于受体。

（四）影响药物作用的因素

（1）机体方面的因素：年龄、体重、性别、个体差异、病理状态以及精神因素等都影响药物的作用。

（2）药物方面的因素：药物的化学结构决定药物理化性质，化学结构的改变，能影响药物的作用及体内过程。药物的剂量决定药物应用的安全范围。

（3）给药方面的因素：给药途径、给药次数和间隔时间、配伍用药等也决定药物作用发挥的速度及程度。

（五）小儿的药效学特点

1. 中枢神经系统

小儿的神经系统尚未发育完全，对作用于中枢神经系统的药物反应敏感，麻醉性镇痛药吗啡可引起呼吸抑制，中枢兴奋药易引起惊厥。长期应用中枢抑制药可影响智力发育。血脑屏障发育不健全，药物易透过血脑屏障作用于中枢神经而产生不良反应。如抗组胺药、苯丙胺、氨茶碱、阿托品可致昏迷和惊厥。

2. 水盐代谢

小儿体液与体重、细胞外液与体重的比例大，对酸碱和水电解质平衡调节能力差，利尿药易引起失水、缺钠、缺钾。快速滴注高渗葡萄糖、碳酸氢钠和不适量注射苯妥英、地高辛、地西泮时，可引起儿童高血渗。过量水杨酸可致酸中毒。

3. 内分泌

许多激素和抗激素制剂可通过对内分泌的干扰而影响小儿成长。如青少年正处于快速生长期，对胰岛素需用量高于成人。生长激素疗法可增加生长激素缺乏儿童的身高。影响小儿肠胃功能和代谢的药物可影响小儿生长。如抗胆碱药可降低小儿食欲，异烟肼可影响维生素 B_6 的应用，抗代谢药可干扰蛋白质合成。

4. 酶系统

小儿红细胞内葡萄糖－6－磷酸脱氢酶和谷胱甘肽还原酶功能低下，对具有氧化作用的药物非常敏感,如应用长效磺胺药、硝酸盐、次硝酸盐时,易发生高铁血红蛋白血症。苯巴比妥对肝药酶的诱导作用可加速维生素 D 代谢,造成缺钙。新生儿葡萄糖醛酸化代谢旁路发育不健全和琥珀氯霉素酸酯在早产儿体内堆积双重原因,应用氯霉素可引起新生儿灰婴综合征。

5. 血液系统

新生儿肝脏发育不全,凝血功能不完善,应用非甾体类抗炎药、抗凝血药、抗精神病药、抗菌药、抗肿瘤药环磷酰胺、秋水仙素可引起消化道出血,甚至颅内出血,出血坏死性肠炎。

三、小儿常用的麻醉药物

手术麻醉尤其是全身麻醉,用药品种多而复杂,而且有些药物之间还有协同作用,现实工作中根据临床表现而总结出的经验用药,为探索小儿合理给药剂量奠定了基础。对于小儿这组特殊人群,灵活运用麻醉药及其辅助药尤为重要。

(一)吸入麻醉

吸入麻醉药是指经呼吸道进入人体内并产生全身麻醉作用的药物。一般用于全身麻醉的维持,有时也用于麻醉诱导。多为挥发性液体,其麻醉的深度,多随脑中麻醉药的分压而变化。吸入麻醉药的麻醉强度常用"最低肺泡气有效浓度"(MAC)表示,是指在一个大气压下,麻醉药气体和纯氧同时吸入时,50% 的患者对切皮刺激无体动反应时的肺泡气浓度。MAC 是比较吸入麻醉药作用强度的等效指标。

小儿吸入麻醉药最低肺泡气浓度(MAC)随年龄而改变,早产儿麻醉药需要量比足月新生儿低,新生儿比 3 个月婴儿低,而婴儿则比年长儿和成人麻醉药需要量大,其原因尚未明确。小儿呼吸频率快,心脏指数高,大部分心排血量分布至血管丰富的器官,加上血气分配系数随年龄而有改变,故小儿对吸入麻醉药的吸收快,麻醉诱导迅速,但同时也易于过量。

1. 吸入麻醉药的临床评价

临床评价吸入麻醉药主要从可控性、麻醉强度、对循环和呼吸的影响等方面进行比较:

（1）吸入麻醉药可控性与血/气分配系数密切相关,血/气分配系数越低,可控性越好。

（2）麻醉强度:吸入麻醉药的麻醉强度与麻醉药的油/气分配系数有关。油/气分配系数越大,麻醉效能越强。

（3）对心血管系统的抑制作用:所有强效吸入麻醉药都有减弱心肌收缩力的作用。

（4）对呼吸的影响:所有较强效的吸入麻醉药都会引起药量相关的呼吸抑制。

（5）对运动中枢的影响:吸入麻醉药具有肌肉松弛作用,而且易于调节控制,是其优点。肌松强度为:安氟醚＞氟烷＞异氟醚,氟烷对子宫平滑肌松弛作用较强。

（6）对颅内压和 EEG 的影响:多数吸入麻醉药引起颅内压升高,脑电图发生变化。

2. 作用机制

吸入性麻醉药的作用机制尚不清楚,多数人认为吸入性麻醉药溶入细胞膜的脂质层,使脂质分子排列紊乱,膜蛋白质及钠、钾通道发生构象和功能上的改变,抑制神经细胞除极,进而抑制神经冲动的传递,导致全身麻醉。

3. 常用的吸入麻醉药

（1）氟烷。氟烷略带水果香味,易被患者接受,具有诱导平和,对呼吸道无刺激,抑制咽喉反射,使呼吸道分泌物减少,便于呼吸管理等优点,是小儿常用的全麻药。氟烷的最低肺泡气浓度随年龄而不同,年龄越小,MAC 越高。小儿氟烷可明显抑制肋间肌辅助呼吸功能,同时还降低潮气量和分钟通气量,麻醉后易出现心肌抑制、呼吸抑制,麻醉期间应密切关注生命体征,必要时减浅麻醉,辅助呼吸,加用血管活性药物。对小儿短小手术、诊断性检查、吸入麻醉诱导、气道管理困难及哮喘病儿,氟烷是很好的吸入麻醉药。氟烷的缺点是血/气分配系数较高,脂肪/血分配系数也高,因此起效慢、维持时间长、器官毒性可能增加。氟烷可增强心肌对外源性儿茶酚胺类药的敏感性,故在用氟烷进行麻醉时,用来收缩血管的肾上腺素用量应该限制。

（2）恩氟烷。又叫安氟醚,是强效吸入全麻药,无色挥发性液体,有果香味,不燃不爆,性稳定,无需加入稳定剂,血/气分配系数为 1.9,麻醉深度易于调节。恩氟烷有较强气味,吸入诱导时可引起屏气、喉痉挛。维持麻醉的吸气内浓度为 1.5%～2%。最低肺泡有效浓度为 1.68%。恩氟烷抑制呼吸,但呼吸道干燥,对循环的抑制比氟烷小,有强化非去极化肌松药的作用,麻醉时肌松药用量可以减少。

恩氟烷是强支气管扩张药,适宜于哮喘患儿的麻醉。恩氟烷不增加心肌对儿茶酚胺的应激性。恩氟烷的缺点是引起面颈部和四肢肌肉震颤,甚至抽搐,脑电图出现棘波,有可能使小儿发生癫痫样抽搐。

(3)异氟烷。是恩氟烷的同分异构体,分子量与恩氟烷相同,其血/气分配系数为1.4,麻醉诱导及苏醒快,代谢降价产物仅0.17%,因此肝肾毒性小。异氟烷对呼吸道有刺激性,可引起咳嗽、屏气,甚至出现喉或支气管痉挛,不宜单独用于小儿麻醉诱导。异氟烷具有神经肌肉传递的阻滞作用,同时在肾上腺素血药浓度较高时发生心律失常的可能性较小;异氟烷可直接通过抑制脑皮层的电活动而降低脑氧代谢,对脑组织有保护作用。异氟烷在成人可引起脑血流增加、颅内压升高,儿童在这方面资料较少。如吸入麻醉浓度增加过快时,可能会引起儿茶酚胺释放,而引起血压增高和心率过快。

(4)七氟烷和七氟醚。七氟烷是一种较新的麻醉药,在儿科临床广泛应用,特别适合短小手术和门诊手术。血/气分配系数为0.63,因此诱导及苏醒迅速,七氟烷MAC比氟烷及异氟烷高,新生儿MAC是3%,1~6个月婴儿为3.3%,6月以上小儿为2.5%。七氟烷气味较好,对呼吸道无刺激性,易为患儿所接受。七氟烷很适合于小儿麻醉诱导及维持,其麻醉深度易于控制,合用肾上腺素不诱发心律失常。七氟烷对心肌收缩有一定抑制作用,但临床应用浓度,血压不下降。七氟烷对呼吸有抑制,能增加非去极化肌松药的作用。麻醉期间的镇痛、肌松效应与恩氟烷和氟烷相同。本品的呼吸抑制作用较氟烷小;对心血管系统的影响比异氟烷小;对脑血流量、颅内压的影响与异氟烷相似。

七氟醚主要经呼吸道呼出,停止吸入1小时后约40%以原形经呼气排出。它在体内可被代谢为无机氟由尿排出,其代谢率为2.89%,比恩氟烷(0.96%)高,比氟烷(15.7%)低。但用药后肝肾功能仍正常。七氟醚与钠石灰相互作用可产生肾毒性代谢产物,在小儿低流量紧闭麻醉应予注意。目前认为对肝肾功能不全、颅内高压、恶性高热易感病儿、肥胖小儿均应慎用或不用。麻醉诱导时,多以6L/min氧气与6%七氟醚吸入或与笑气混合吸入,常用4%以下麻醉维持。

(5)地氟烷。是一种新的吸入麻醉药,其沸点较低(23℃),血/气分配系数为0.42,比其他含氟吸入麻醉药均低,故麻醉的诱导及苏醒均快,易于调节麻醉深度,但地氟烷对呼吸道有刺激性,单独诱导时可发生呛咳、屏气、分泌物增加及喉痉挛,临床上常先用氟烷或七氟烷吸入诱导后再改用地氟烷吸入维持,手术完毕患儿可迅速苏醒。地氟烷脂溶性低,故麻醉效能低,MAC高,新生儿为9.2%,1~6个月婴儿为 9.4%,7 ~ 12 个月小儿为 9.9%,1 ~ 3 岁幼儿为 8.7%,5 ~ 12 岁儿童为 8%。地氟烷对心血管抑制作用比异氟烷小,对呼吸的抑制作用不比氟烷和异氟烷强。地氟烷代谢率低,仅 0.02%,是现有吸入麻醉药中体内生物转化最少的麻醉药。地氟烷对心血管系统的作用,包括与肾上腺素的相互作用以及对脑血流和颅内压的影响,均与异氟烷相似。当快速吸入高浓度地氟烷时,因交感神经系统激活,偶尔可出现高血压及心动过速。注意事项:偶发性呼吸道过敏(咳嗽、屏气、喉痉挛及流涎)的儿童不宜应用。

(6)氧化亚氮。又称笑气,为无色、味甘,对呼吸道无刺激的气体,本品在 45 个大气压下呈液态贮存在耐压钢瓶内。具有一定的镇痛作用,但麻醉作用较弱,故常需和镇痛剂、全麻药合用。单用只适用于拔牙、骨折整复、脓肿切开、外伤缝合等小手术。氧化亚氮对呼吸、心肌抑制轻,轻微增加脑血流量,可与其他吸入麻醉药的MAC 叠加。用法用量:通常以 65% 本品及 35% 氧混合气体置封闭容器或麻醉机吸入。注意事项:使用本品必须备有准确可靠的氧化亚氮和氧的流量表,否则不能使用,并随时注意潜在缺氧的危险。停吸本品时,必须给氧十几分钟以防缺氧。患有肠胀气、肠梗阻患者禁用。

(二)静脉麻醉药

静脉麻醉药是一种经静脉注射后通过血液循环作用于中枢神经系统而产生全身镇静、催眠和镇痛等作用的麻醉药物。理想静脉麻醉药的特点:静脉麻醉药具有安全性高、稳定、诱导平稳且迅速、无体内蓄积、麻醉深度易于调控、苏醒期短且平稳、苏醒时间可预测、不引起组胺释放、呼吸和循环功能影响小及并发症少等优点。

1.氯胺酮

氯胺酮是一种具有镇痛作用的苯环己哌啶类静脉麻醉药,其通过选择性抑制丘脑内侧核来阻滞脊髓网状结构束上行传导从而兴奋边缘系统。氯胺酮可产生一种以僵直状、浅镇静、遗忘和镇痛显著为特征的分离麻醉状态,起效时间较短,约 1 分钟达血浆浓度峰值。氯胺酮不仅静脉注射而且肌内注射也有效,广泛应用于小儿麻醉。静脉注射 2mg/kg,注射后 60 ~ 90 秒入睡,维持 10 ~ 15 分钟;肌内注射 5 ~ 6mg/kg,2 ~ 8 分钟入睡,维持 20 分钟。氯胺酮可以产生有效的体表镇痛,可以进行皮肤、肌肉、骨骼的手术,使用氯胺酮时,常出现明显的保护性吞咽反射,咽部易激惹,肌张力增高。氯胺酮使唾液及呼吸道分泌物增加,麻醉前必须应用颠茄类药物。氯胺酮适用于浅表小手术、烧伤换药、诊断性操作的麻醉以及全麻诱导。

氯胺酮诱导时,有暂时性心血管兴奋作用,新生儿或6个月以下婴儿用氯胺酮后,可发生呼吸抑制、休克及低心排量。小儿用氯胺酮后,由于其负性心肌肌力作用,可引起血压下降,甚至心搏骤停,故休克病儿不宜用氯胺酮麻醉。氯胺酮无肌松作用,也不抑制内脏反射,腹部手术不宜单独应用。氯胺酮增加脑血流及脑氧耗,增高颅内压,神经外科麻醉时应慎用。氯胺酮麻醉后恶心呕吐发生率高(33%~44%),术后苏醒延迟,有时呈烦躁不安,这是其缺点。术后幻觉及噩梦在小儿少见,如与咪达唑仑或地西泮同用,发生率还可下降。小剂量氯胺酮还具有抗抑郁作用,原因在于其产生思维奔逸、脑电流描记活跃,以及增加丘脑感觉传出和觉醒,使患者心情舒畅、精神饱满和头脑清楚等。

2. 异丙酚

又名丙泊酚,是一种新型静脉麻醉药,属苯酚类化合物,本身不溶于水,溶解在大豆的乳剂或卵磷脂中,成为一种注射乳剂。具有起效快、作用时间短和恢复迅速等优点,在临床广泛应用于麻醉诱导、维持以及ICU危重症患者。静脉注射后快速分布至血管丰富的器官,麻醉起效快而平顺,能在一次臂脑循环内发挥作用,呛咳、呃逆发生率低。由于小儿中央室分布容积大,且清除率快,故小儿异丙酚剂量按千克体重计比成人大,3~9岁儿童需2.5~3mg/kg方能达到诱导效果。由于清除快,分布广,需连续静脉输注才能达到预计的稳态血药浓度,维持镇静催眠效果。

异丙酚副作用包括药物的耐受性、注射痛、自主的肌肉活动和过敏反应。用量过大会出现呼吸抑制作用,其发生及持续时间与剂量有关,故麻醉时需吸氧和加强呼吸道管理。异丙酚可直接抑制心肌,心肌氧耗量下降。异丙酚可降低颅内压,脑氧耗量、脑血流及脑代谢率均有下降,眼内压也有降低。异丙酚麻醉恢复时间早,病儿清醒迅速,麻醉后恶心呕吐发生率低。异丙酚的缺点是注射时疼痛,发生率高达33%~50%,应选择肘前大静脉注射,一般给予异丙酚前注射少量的利多卡因(1mg/kg)或药液中加入利多卡因(0.2mg/kg)或使用芬太尼类药物,可减轻甚或消除注射痛。小儿异丙酚无镇痛作用,手术时必须辅用其他麻醉药及镇痛药。由于诱导平顺,起效迅速,麻醉深度易控,苏醒快且脑功能恢复完善,术后恶心呕吐发生率低,故异丙酚适于小儿门诊手术及某些诊断性检查的麻醉。异丙酚可改善人体乳酸循环效果并减轻组织缺氧,对微循环障碍的患者有保护作用。

3. 依托咪酯

依托咪酯是一种人工合成的咪唑类衍生物,是一种作用强、短效的非巴比妥类镇静催眠药,没有止痛作用。依托咪酯乳剂具有起效快,对循环、呼吸抑制作用轻,没有组织胺释放等优点,临床常用于全麻诱导。依托咪酯是一种催眠性全麻药,催眠性能强,安全界限大,重复给药无蓄积现象,由于该药本身镇痛作用差,应用于小儿维持麻醉必须与镇痛药合并使用。依托咪酯阻断皮质类激素作用引起暂时性肾上腺功能不全,30%~75%人群注射依托咪酯后出现肌阵挛,不伴脑电图癫痫样改变,因此有高血钾、糖尿病、怀孕及哺乳妇女和过敏者禁用该药。依托咪酯药品使用说明书推荐用于6个月以上儿童及成人,诱导剂量为0.2~0.6 mg/kg,一般剂量为0.3 mg/kg。

(三)肌肉松弛药

肌肉松弛药能松弛骨骼肌,无镇静、麻醉和镇痛作用。分为去极化和非去极化肌松剂。非去极化肌松剂通过阻滞了N2受体不引起后膜去极化,产生肌松作用。去极化肌松剂通过激动N2受体引起后膜去极化,维持去极化状态,产生肌松作用。

1. 琥珀胆碱

琥珀胆碱是目前临床上唯一应用的去极化肌松药,作用起效快,静脉注射1mg/kg后45秒即产生满意的肌松作用,可供气管插管。小儿静脉注射琥珀胆碱易产生心动过缓,肌内注射则无心律改变,麻醉前用阿托品可预防静脉注射琥珀胆碱后心律失常。静脉注射琥珀胆碱可引起血钾升高,对严重烧伤、创伤或截瘫患儿施行手术,禁用琥珀胆碱。静脉给予琥珀胆碱后可引起眼内压升高10mmHg,高峰持续2~3分钟,然后5~7分钟后回到基线。由于琥珀胆碱无拮抗药,持续输注可发生快速耐受,双向阻滞,目前只用于麻醉诱导气管插管。

2. 阿曲库铵

阿曲库铵是中效非去极化肌松药,其特点是在体温37℃和pH值为7.4的生理状态下能在体内自行降解(Hofmann效应),其消除不依赖肝肾功能,主要由血浆胆碱酯酶水解。按体重计算,阿曲库铵的ED95在婴儿和成人之间没有明显差异,静脉注射0.3~0.6mg/kg,1~2分钟即可进行气管插管,作用维持15~30分钟。阿曲库铵优点是不引起心血管不良反应,大剂量可使组胺释放。肝肾功能不全及心脏病儿应用阿曲库铵很适宜。

3. 维库溴铵

维库溴铵为一种小肌松药,大部分被肝脏摄取,原形通过肝胆系统排出,部分由肾排出,部分被生物转化。是潘库溴铵衍生物,剂量为 0.08mg/kg,维持 25～30 分钟。在等效剂量时,维库溴铵在婴儿的时效最长,幼儿最短,所以在婴儿使用时,不能把它作为中效而当作为长效肌松剂。维库溴铵无明显心血管作用。本药自肝脏摄取自胆汁排出,因而肾功能不全的患儿仍可应用。

4. 罗库溴铵

罗库溴铵与维库溴铵相同,但强度只有后者的 1/10～1/8,其较弱的强度使其在其他药等效剂量下产生较快的寄送效果,起效比其他非去极化肌松剂快。是单季铵甾类肌松药,单次静脉给予 0.6mg/kg。罗库溴铵可使婴儿在 50 秒、幼儿在 80 秒产生完全肌松,剂量增加到 0.8mg/kg,可使幼儿起效时间缩短到 30 秒。罗库溴铵有中度迷走神经阻滞作用,血压轻度增高,心率有时可加快,但无组胺释放作用。

参考文献

1. 高璇,张旭晖等. 儿科临床药师在治疗药物监测中的作用. 儿科药学杂志,2008(3):6－9

2. Eger EI,Saidman LJ,Brandstater B. Minimum alveolar anesthetic concentration : a standard of anesthetic potency[J]. Anesthesiology,1965,26:756－763

3. Kudoh A, Takahira Y, Katagai H, et al. Small-dose ketamine improves the postoperative state of depressed patients [J]. Anesth Analg, 2002, 95(1): 114－118

4. Irene R, Tontisirin N, Vavilala MS, et al. Prolonged propofol anesthesia is not associated with an increase in blood lactate [J]. AnesthAnalg, 2009, 109(4): 1105－1110

5. Norden TP, Siekmann B,Lundquist S, et al. Physicochemical characterization of a drug-containing phospholipidstabilized emulsion for intravenous administration [J]. Eur J PharmSci, 2001, 13(4): 393－401

6. 顾真海. 儿科临床药理学的最新研究进展. 中国卫生产业,2013, 185－186

7. Nordic Pharm acology Society. Compilation Clinical l pharmacology in research, teaching and health care. Basic & Clinical Pharmacology & Toxicology,2010,107:531－559

8. 金熊元. 小儿麻醉进展. 临床麻醉学杂志,1992,8:160

9. Saint-Maurice C,Murat I, Ecoffey C.实用小儿麻醉学. 北京:人民卫生出版社,1997

10. Motoyama EK. Smith's Anesthesia for infants and children. 6th Ed. St Louis: CV Mosby, 1995

11. David Longerneker, David Brown, Mark Newman. 范志毅主译. 麻醉学. 北京:科学出版社,2010

12. Robert S,Thomas J,David M. 陈煜主译.实用小儿麻醉技术. 北京:科学出版社,2011

第三章　小儿基础疾病与麻醉

第一节　常见呼吸系统疾病与麻醉

一、上呼吸道感染

上呼吸道感染（upper respiratory infection，URI）是小儿常见的呼吸道疾病，包括鼻、咽、喉的感染，临床一般统称为上感。上呼吸道感染有70%～80%是病毒性感染，病程一般较短，有自愈性，不影响学习和日常活动，但呼吸道感染后气道可能处于高反应状态，可持续6周或更长时间，即使在临床症状消失后仍然存在。对伴有URI的患儿施行全身麻醉应当慎重，因为麻醉及围术期呼吸系统并发症将明显增加。

（一）上呼吸道感染的病理生理学

病毒侵入呼吸道上皮和黏膜，使气道对分泌物和挥发性物质敏感性增加，其主要机制可能与以下几方面有关：①病毒损伤部位的炎性介质如缓激肽、前列腺素、组胺、白细胞介素等释放可导致支气管收缩；②病毒感染导致呼吸系统β受体功能低下；③通常迷走神经末梢的毒蕈碱受体（M2受体）兴奋可以通过负反馈抑制乙酰胆碱的释放，然而病毒神经氨酸酶能够阻断M2受体，导致乙酰胆碱释放增多，引起支气管持续痉挛；④病毒感染可抑制具有灭活速激肽作用的中性肽链内切酶的活性,并可增强迷走神经电冲动的释放,从而引起速激肽增加和支气管平滑肌收缩,同时增加了气道平滑肌对速激肽类的敏感性,使气道内气道平滑肌处于收缩状态,从而导致支气管高反应性。尽管 URI 是上气道疾病,但研究显示 URI 也可导致肺功能异常,如肺内分流、闭合气量增加、弥散能力下降,也可降低患儿的用力肺活量、第 1 秒用力呼气量、呼气流量峰值。

小儿尤其是 5 岁以下幼儿,气管和支气管管径较年长儿和成年人相对狭窄,支气管软骨环柔软,支架作用较差,黏膜组织疏松,容易发生渗出和水肿。由于气道阻力与气道半径的四次方成反比,少量分泌物或支气管的微弱收缩就可显著增大气道阻力,表现为自主呼吸时呼吸费力或正压通气时气道压升高。支气管高反应性可引起严重的围术期并发症,特别是上气道和下气道的功能性梗阻,如喉痉挛和支气管痉挛,可导致致命性低氧血症。

(二)围术期风险

30% 的小儿术中心跳骤停是由围术期呼吸不良事件(perioperative respiratory adverse events,PRAEs)所引起的,是术中死亡的主要原因。URI 患儿 PRAEs 发生率较一般患儿增高 2 ~ 7 倍。这些不良事件包括喉痉挛、支气管痉挛、憋气、严重咳嗽和低氧血症等。研究发现 URI 小儿择期手术出现麻醉并发症的危险因素包括:①气道管理方法;②父母确认孩子"感冒";③打鼾;④被动吸烟;⑤咳痰;⑥鼻黏膜充血;⑦早产儿史;⑧涉及气道的手术,如扁桃体切除术、腺样体切除术、直接喉镜检查和支气管镜检查;⑨麻醉诱导药物;⑩是否使用拮抗药物。在气道管理方法中,经口或经鼻气管插管者不良事件发生率最高,尤其是小于 5 岁的小儿行气管插管;使用喉罩和面罩通气不良事件发生率较低。麻醉诱导药物,如硫喷妥钠可引发较多的不良事件。另外,不能单独凭借流涕症状诊断儿童上呼吸道感染,比如过敏性鼻炎可出现流涕,但并不会增加 PRAEs 的发生率。

(三)术前评估

有 URI 症状的小儿必须进行仔细的术前评估,询问既往史,包括呼吸系统疾病和感染病史、是否早产儿、过敏史、父母吸烟习惯等;现病史,包括病程、流涕、喉咙痒痛、喷嚏、鼻充血、全身乏力、咳嗽和咳痰、发热情况等。父母提供的患儿病史很重要,父母确认孩子"感冒"能够很好预测喉痉挛,比麻醉医师仅凭患儿症状判断具有更大可靠性。听诊双肺以排除下呼吸道受累,如有可疑需进行胸片检查。实验室检查常无特异性,白细胞升高多见于合并细菌感染。如有鼻充血、发热、呼吸困难、排痰性咳嗽、咳痰、脓性分泌物、嗜睡和哮鸣,患儿病情危险需进行重点评价。

URI 患儿是否可以进行手术,至今未达成共识,但随着社会和麻醉技术的发展,更倾向于按计划手术。多数麻醉医师和文献认为,如果 URI 患儿是急诊手术,则无麻醉禁忌,但必须了解掌握病情,制定详细的麻醉方案,以便更好地预见和减少围麻醉期并发症的发生。对于择期手术,评估其风险/利益比值非常重要。需要考虑患儿主诉和年龄、并存病(如哮喘或心脏病),以及手术的类别。例如,许多疾患常与慢性上呼吸道感染相伴,如不实施手术常难以控制感染,因而可能在慢性感染的情况下进行手术,如鼓膜切开术及置管引流、扁桃体切除术、腺样体切除术和唇腭裂修补等,除非患儿的体征和症状明显与适应证不符或有其他上呼吸道之外的明显病症,一般不会取消或延期手术。

如果患儿并存其他疾病(尤其是心、肺疾患或严重的神经肌肉疾患)、早产史、高热(>38℃)、排痰性咳嗽、脓性分泌物、怀疑合并细菌感染、下呼吸道受累征象(如哮鸣、啰音)、大手术(气道、腹部、胸部手术等),应该取消择期手术并推迟至少4周。

(四)麻醉管理

急性或近期曾有 URI 儿童的麻醉管理原则包括:

(1)如果手术过程允许,尽量避免行气管插管,可选择部位麻醉或使用面罩、喉罩进行气道管理实施全麻。

(2)必须气管插管者,应在适当的麻醉诱导状态下进行,可选择相应小一号的气管导管,以静脉麻醉诱导,并达到足够深的麻醉程度。应在深麻醉下或完全清醒后拔管,以降低喉痉挛及支气管痉挛的发生。在插管后和拔管前吸痰可降低肺不张和黏液栓的发生。

(3)如经面罩吸入七氟烷、异氟醚、氧化亚氮和氧气者,如果预计手术时间较长,需考虑给吸入气体加温增湿,以防干燥空气使分泌物浓缩变稠。地氟烷可引起支气管收缩,增加吸气阻力,显著影响呼吸功能,建议严格限制使用。丙泊酚对气道具有保护作用,能够减轻气道高反应者肺部血管周围和支气管周围嗜酸性粒细胞浸润、组织水肿和气道上皮损伤。使用静脉麻醉诱导比吸入诱导更能减少 PRAEs 的发生。

(4)其他的辅助处理包括:①静脉注射利多卡因(1mg/kg)和(或)阿片类药物,以减少气道反射;②术前应用抗胆碱药物(如阿托品、长托宁),以减少分泌物;

③沙丁胺醇(舒喘灵)预处理能够有效预防患儿术中的支气管痉挛,对气道阻塞也有很好的作用;④糖皮质激素可减轻病毒与速激肽诱发的气道水肿,可根据患儿具体临床情况选择使用。

二、哮喘

哮喘是一种表现为多种细胞参与的气道慢性炎症性疾病。这种慢性炎症导致气道高反应性,通常出现广泛多变的可逆性气流受限,并引起反复发作性的喘息、气急、胸闷或咳嗽等症状,常在夜间和(或)清晨发作、加剧。哮喘发病率高,在儿童可达7%~10%,且有逐年升高的趋势,表现为反复发作的慢性病程,严重危害儿童身体健康。多数患儿可以自行缓解或经治疗缓解,但也有不少患儿由于治疗不及时或治疗不当最终可发展为成人哮喘而迁延不愈,肺功能受损,部分患者甚至完全丧失体力活动能力。哮喘发作时可表现为气道平滑肌痉挛、黏膜水肿、分泌物过多、小支气管和细支气管痰栓形成,从而导致气道梗阻及通气换气功能减弱,重者发生明显低氧血症和高碳酸血症,甚至呼吸衰竭。

(一)哮喘的发病机制

哮喘的发病机制、免疫学、病理生理学等,儿童与成人基本上相似。主要包括:

1. 气道炎症

哮喘的本质是气道炎症,大量的研究证实,各类炎症细胞分泌的多种炎症介质和细胞因子,可导致气道反应性增高、分泌物增加、血管渗出增多、气管平滑肌收缩。

2. 神经受体机制

正常人体气道的自主神经系统处于相对平衡的状态。哮喘患者存在自主神经功能异常,即胆碱能神经亢进或β肾上腺素能效应低下,导致了气道反应性增加。

3. 免疫学机制

哮喘的免疫学改变涉及体液免疫和细胞免疫。特异性体质患者首次接触变应原时,活化的辅助性T细胞被激活并释放多种细胞因子(如白介素等),并刺激B细胞产生特异性IgE,附着在气道内肥大细胞、嗜碱性粒细胞表面,形成致敏状态。若变应原再次进入体内,可与结合在细胞表面的IgE交联,使该细胞合成并释放多种活性介质,导致平滑肌收缩、黏液分泌增加、血管通透性增高和炎性细胞浸润等。血清中总 IgE 和特异性 IgE 增高是特征性标志,也是哮喘的主要特征。

4.气道高反应性

哮喘患者几乎均存在气道反应性增高,哮喘患者对各种刺激物的敏感性可达正常人的 100~1000 倍。表现为气道对各种刺激因子出现过强或过早的收缩反应,这是哮喘发生、发展的重要因素,也是哮喘患者的共同病理生理特征。

(二)哮喘的诱因

围术期多种因素,如麻醉手术前的紧张、恐惧,浅麻醉下插管、拔管、吸痰,气管导管过深,分泌物的刺激,硬膜外麻醉平面过广,二氧化碳气腹,消毒剂,含胶乳的化学制品,手术刺激等均可成为哮喘发作的诱发因素。此外一些麻醉药物,如一些肌肉松弛药(阿曲库铵、瑞库溴铵、美维库铵等)、硫喷妥钠等都可能诱发哮喘。

(三)麻醉前处理

一般认为其风险与患者本身病情分级、手术大小及部位、麻醉前准备、麻醉方式选择及麻醉医师的技术熟练程度等密切相关。如果患儿在术前已经接受了最适合的治疗,目前无症状,术中发生哮喘的概率并不高,但对近年来有哮喘发作史者,时间越近,术中和术后哮喘发作的概率越高。胸腹部手术支气管痉挛的发生率要高于其他手术。哮喘发作期如非急诊手术应推迟手术,慢性持续期如未经过正规内科治疗,应根据外科情况权衡利弊,尽可能进行一段时间正规治疗。治疗哮喘的药物应一直使用到手术日,对使用最大量治疗和口服皮质醇仍频发支气管痉挛的,围术期尤其是拟行气管插管者可短暂应用泼尼松[1mg/(kg·d),最大剂量60mg/d,连续 3 天,包括手术当天]。哮喘患儿术前很少需要肺功能检查,但通常都监测肺病变学或变态反应与免疫学,来进行频繁的肺功能检查评估(如通过流量-容积曲线来进行呼吸量测定)。

(四)麻醉管理

哮喘患儿的麻醉管理原则包括:

(1)哮喘患儿的麻醉处理应将预防放在首位。给予良好镇静以避免挣扎和过度通气引起运动性哮喘,咪达唑仑的镇静效果较好。婴儿或小儿可经黏膜给药,儿童可口服或静脉注射。诱导前预防性地使用气雾剂或雾化吸入 β_2-受体激动剂,麻醉诱导后通过气管导管行雾化吸入。

（2）尽量减少对气道的激惹，使用面罩或行区域麻醉可避免对气道的刺激，局麻药可选用利多卡因，这是因为利多卡因吸收入血同样有预防和缓解支气管痉挛的作用。应尽量避免给哮喘患儿行气管插管，以防气管插管对气道刺激触发支气管痉挛，喉罩避免了喉和气管的插入刺激，在无禁忌证时可以选择。

（3）麻醉诱导无论选择何种麻醉药物，必须给予足够的剂量以达到合适的麻醉深度。吸入麻醉药直接作用于气道，在临床使用浓度范围内就有直接扩张气管平滑肌的作用，且对远端小气管平滑肌的抑制作用大于近端大气管。婴儿和小儿应加温、湿化吸入气体以防止干燥混合气体诱发哮喘。静脉麻醉诱导常选用丙泊酚，因其有支气管舒张作用、抑制气道激惹反应。此外，临床剂量的氯胺酮有直接舒张气管作用。应慎用有组胺释放的麻醉药（例如，阿曲库铵、吗啡）。

（4）哮喘患儿可在深麻醉或清醒状态下拔管以防止喉痉挛发生。虽然深麻醉下拔管具有咽部软组织塌陷引起上呼吸道梗阻、呼吸肌力不够等缺点，但因为支气管痉挛较上述缺点可能更难以控制，因此在气道干净，无痰、血等分泌物时，仍应当使用。也可在深麻醉下拔管后用喉罩进行过渡。采取清醒拔管则拔管前应当采取一定的预防措施，如预先吸入 β_2 - 受体激动剂、沙丁胺醇等，麻醉苏醒前给予充分吸痰以减少咳嗽反应，静脉注射利多卡因（1mg/kg）以减少患儿清醒时的气管刺激，静脉注射阿托品（0.02mg/kg）降低迷走神经兴奋性和舒张支气管。

（五）术中哮喘的处理

术中哮喘急性发作的诊断并不困难，首先应排除气管导管扭折、贴壁分泌物、过敏反应、肺水肿、误吸、肺栓塞等并发症；若术中突然出现气道阻力和峰压升高，并有内源性呼气末正压，听诊双肺部出现哮鸣音或呼吸音消失（沉默肺或寂静肺，严重支气管痉挛），SpO_2 持续下降，$PaCO_2$ 升高而呼气末 CO_2 下降，则提示有哮喘急性发作。确定发生支气管痉挛或哮喘后治疗包括：

（1）加深麻醉，增加吸入氧流量。使用吸入麻醉药或静脉给予氯胺酮（0.5 ~ 2.0mg/kg）以加深麻醉、使用支气管舒张药。支气管痉挛出现时可给予利多卡因（1mg/kg）降低气道反应性，已有气管插管者给予肌松药并行气管内吸痰。

（2）解除支气管痉挛。定量吸入气雾剂，如果雾化器没有马上起效，气管导管内给予支气管舒张药，挤压呼吸皮囊使支气管舒张药分散到整个气管支气管树。有迷走神经兴奋或组胺释放时应给予副交感神经拮抗剂（阿托品0.02 ~ 0.03 mg/kg）或抗组胺药(苯海拉明0.5mg/kg);伴有低血压、荨麻疹、面色潮红等应考虑是否伴有过敏,给予糖皮质激素(氢化可的松2mg/kg,静脉注射)及适当应用血管活性药物支持循环。

缓解指征有:哮鸣音、湿啰音消失,气道压力逐渐下降,SpO_2逐渐回升至正常,呼吸平稳,心率、血压在正常范围内。

第二节　心血管系统疾病与麻醉

儿科手术中患儿常伴有的心血管疾病,一般为先天性心脏病(congenital heart disease,CHD),后天性心脏病不常见,但均可影响麻醉的实施和增加麻醉管理的难度。本节主要讨论伴有CHD患儿的非心脏手术时的麻醉。

CHD的解剖和病理生理复杂多样,麻醉处理原则各异,需要对CHD特殊病变和功能状态进行了解和评估,避免围术期可能出现的并发症。目前已知的先天性心血管病有100余种,但临床上较常见者仅20余种。先天性心血管病的分类方法很多,可按解剖学进行分类,也可按疾病的血流动力学特点进行分类。

一、分类及病理生理变化

(一)根据是否有发绀

可分为发绀型和非发绀型,该分类更方便麻醉医师进行术中麻醉管理。发绀型先天性心血管疾病通常存在右向左分流或以右为主的双向分流,非发绀型先天性心血管病通常分为无分流型和左向右分流型,一般以左向右分流者较常见。

发绀型先天性心血管病包括:肺动脉瓣闭锁伴房间隔缺损、肺动脉瓣狭窄、法洛四联症(TOF)、大动脉转位、单心室、三尖瓣闭锁、艾伯斯坦畸形、完全性肺静脉异位引流。非发绀型先天性心血管病包括:主动脉瓣狭窄、主动脉缩窄、异常血管环、房间隔缺损、室间隔缺损、心内膜垫缺损、动脉导管未闭、大动脉共干、主动脉肺动脉间隔缺损。

发绀型心脏缺损患儿通过各种方式代偿其慢性缺氧:红细胞增加、循环血量增加、血管扩张以及代谢调节因子2,3-二磷酸甘油酸增多。这种生理性调节虽然使更多的氧传送到组织,但也可能对机体造成不利影响。由于红细胞增多造成的血液黏滞度增加,导致血管阻力增大及血液淤滞,易产生肾肺脑的血栓,特别是脱水的患儿。此外血黏滞性增高,氧的摄取和交换受损,造成局部酸中毒。故对红细胞比积大于 50% 的患儿除非充分静脉输液,应避免术前术后长时间不饮水。红细胞比积增加使肺血管阻力(PVR)的增高大于全身血管阻力(SVR),造成已经有肺循环损害的患儿肺血流量进一步降低。发绀型先心病患儿多伴有凝血功能缺陷,机制尚不清楚,但出血似乎与红细胞增多程度有关,可能与血小板减少和某些凝血因子缺乏有关。该凝血障碍可造成手术止血困难,尤其是当红细胞比积大于 65% 时,过大黏滞度会损害微血管灌注,超过其携氧能力增加带来的好处,此时需适当降低红细胞比积。

(二)根据其血流特征

1.肺血流量增多,肺循环容量和压力负荷过多

如房间隔缺损(ASD)、室间隔缺损(VSD)、动脉导管未闭(PDA)、部分心内膜垫缺损(PECD)、冠状动脉起源异常、大动脉转位、肺静脉畸形引流、动脉共干、单心室等。肺血流量增多往往存在左向右的分流,为了维持正常的体循环血流量,增加心输出量,心室容量负荷增加,心脏储备下降。肺血流量的增加,导致肺血管的增粗,可压迫大小气道,增加左房容量和压力;左房扩大可阻塞左总支气管;左房压的升高,肺淤血,使间质和肺泡水含量增加,肺顺应性下降;后期可因肺血管的渐进性病变,导致肺动脉高压。

2.肺血流减少,导致氧合不足

如法洛四联症、肺动脉闭锁、三尖瓣闭锁、艾伯斯坦畸形、大动脉转位、单心室等。患者多伴有发绀,主要见于心内右向左分流(如 TOF)或完全性动静脉血混合(如大动脉转位)。

二、麻醉前评估

CHD 进行非心脏手术一般存在三种心脏外科情况:未进行手术者、根治术后和姑息手术后。不同的状态对麻醉医生有不同的要求。前两种情况麻醉医生多有所了解,而姑息性手术术后虽然患儿的血流动力学状态得到改善,但仍有明确的循

环异常,可发生或继续存在心律失常、心功能不全、分流、瓣膜狭窄或反流等。应当全面了解病史、体检和有关其他检查,评估心肺功能。

首先通阅病历,应重点询问和检查 CHD 患儿的心肺功能状态。了解有无过敏史、医疗史、麻醉史、本次住院用药治疗情况。患儿可能在术前服用多种药物,包括强心药(如地高辛)、利尿剂、抗心律失常药、β-受体阻滞剂、血管活性药、抗生素等。麻醉医师应了解正在服用的药物种类和剂量,近期停用的药物种类、停药时间、药物可能存在的毒副作用与麻醉药物的相互作用。

此外,还应向患儿父母询问患儿的活动能力,是否具有缺氧发作史。因活动强度和活动时间与心脏功能、呼吸储备密切相关。在婴儿,喂食时出现出汗、呼吸困难和哭闹可能反映心功能较差。患儿存在发绀、充血性心衰和肺动脉高压,表明畸形导致的病理生理严重,应着重关注。

(一)发绀

对发绀型先天性心血管患儿,应了解发绀是静止时出现还是活动后出现,有无蹲踞史及昏厥史。发绀型疾病的患儿易有缺氧发作,多在活动量过大或某些刺激时发作,表现为患儿口唇、皮肤严重青紫,口吐白沫、神志不清、昏厥、四肢抽动。发绀型患儿还易并发心力衰竭、感染、心律失常等。发绀患儿血液中细胞增多,红细胞比积、血红蛋白增高,严重者红细胞比积达 60%,血红蛋白达 250g/L。因此,血液黏稠度高,易形成血栓。此外患儿由于长期处于低氧血症,易引起代谢性酸中毒,对麻醉的耐受性较差。提示发绀型先心病患儿病变严重的指标包括:动脉血氧饱和度 <75%;Qp∶Qs>2∶1;流出道压力阶差 >50mmHg;PVR>6 wood 单位;红细胞增多,Hct>60% 等。如果患儿具有其中任意一条,围术期即具有血流动力学的高危因素。具有缺氧发作史预示患儿在术中出现缺氧发作的风险增加。

(二)心力衰竭

在患 CHD 的小儿中发生心力衰竭者较常见,患巨大心室间隔缺损、肺静脉畸形引流、大动脉转位或心室间隔缺损合并动脉导管未闭的患儿,心衰发生率较高。心衰时内源性儿茶酚胺增多、心率增快,病情严重时,常出现呼吸急促、精神萎靡、血液循环时间延长、胃肠等内脏充血、肝脏肿大。

(三)肺动脉高压

肺动脉高压常见于肺血流增多的先天性心血管疾病,如室间隔缺损、动脉导管未闭、完全型心内膜垫缺损等,其发生率和严重程度与缺损的性质有关。巨大室间隔缺损患儿常在婴儿期肺血管阻力即进行性增高。肺动脉压增高可能引起的病生理改变包括:①右心室舒张末容积及舒张末压均增高,而左心室因接受大量肺静脉血回流而扩大,最终可导致充血性心力衰竭;②肺顺应性下降,通气/血流比例降低;③肺动脉扩张及左房扩大可压迫支气管和肺血管,而外周血管壁增厚,可压迫小气道并妨碍其扩张;④并发气道梗阻,引起低氧血症;⑤肺高压时呼吸道分泌物增多,术后呼吸功能不全发生率高,易引起心衰及肺部感染。

三、术前准备

患儿应在 6~8 小时禁食,有红细胞增多症的小儿为避免血管内容量浓缩的危险,术前应尽量缩短禁饮时间,可至术前 2 小时。或术前给予补液以保持前负荷并维持心输出量,并防止血栓形成和减少出血倾向。

麻醉前用药的目的是使患儿入手术室时保持安静,减少恐惧感。焦虑不安和哭叫可显著地降低氧饱和度,在发绀患儿可引起缺氧发作,但又要避免呼吸抑制。用药的种类选择依外科手术的类型和大小,以及小儿的发育程度而定,但需保留呼吸和保护性反射。麻醉前用药的途径和剂量可根据患儿的年龄和生理情况决定,在 20 世纪 80 年代以肌注为主,现在证明口服、经鼻腔和直肠给药(如氯胺酮或咪达唑仑)均有效。危重患儿麻醉前用药需减量。

四、麻醉管理

(1)麻醉监测应常规监测心电图、血压和脉搏氧饱和度、呼末二氧化碳监测。发绀型 CHD 氧饱和度监测存在潜在的不准确性,对血红蛋白饱和度 <80% 的小儿,脉搏氧饱和度可能估计过高或过低。发绀患儿由于右向左分流和肺血管发育差,其呼气末 PCO_2 与动脉血 PCO_2 参数相关性较差,应随时进行血气检测。

(2)应注意预防亚急性细菌性心内膜炎和栓塞。多数 CHD 患者都有发生感染性心内膜炎的潜在危险,应根据手术性质选用抗生素。在存在心内分流或动静脉分流的 CHD(如 TOF)患儿中,容易发生反常性栓塞,尽管某些 CHD 主要为左向右的分流,但由于麻醉时正压通气,可导致短暂的反向分流,因此应注意输液时的空气栓塞和静脉血栓栓塞。

（3）麻醉诱导尽量选用对心肌无明显抑制的药物，对发绀型 CHD（如 TOF）可选用氯胺酮诱导，能增加 SVR，减少心内分流。存在右向左分流，吸入麻醉诱导往往延长，理论上静脉麻醉诱导起效较快，而存在左向右分流，由于肺循环过度灌注，可能使吸入麻醉诱导速度加快。麻醉维持药物的选择主要依靠手术的类型、时间，麻醉医生的经验及药物对血流动力学的作用。

（4）麻醉管理的原则是使心脏做功和心肌耗氧量维持在合适的水平。根据血流的改变和临床表现，维持血流动力学的稳定，减轻分流、心衰和缺氧的程度。肺血流增多者，可通过升高肺循环/体循环血管阻力的比值（PVR/SVR）来降低分流，升高体循环灌注。可使用稍高的呼吸道压力通气，包括轻度 PEEP 来维持 PVR。虽然缺氧、高二氧化碳血症、酸中毒、高呼吸道阻力、交感神经刺激和容量过多等，可以促使 PVR 升高，从而增高 PVR/SVR，但临床上一般应避免缺氧、高或低二氧化碳血症和使用肺血管收缩药物等。麻醉药包括血管扩张药，一般对体肺血管均有作用，但不改变 PVR/SVR 的比值。肺血流少的发绀患者，麻醉管理主要应避免进一步增加右向左的分流，而导致肺血流的下降，要提高心输出量和冠脉灌注。肺血流可以通过降低 PVR/SVR 和改善右室流出道阻塞的程度而升高。过度通气、提高吸入氧浓度和避免高呼吸道阻力，可使 PVR 下降以增加肺血流。SVR 增高也可增加肺血流，如浅麻醉、α-受体激动药和应用去氧肾上腺素，可以提高 SVR，降低右向左分流。血管扩张药和深麻醉能降低 SVR，促进血液右向左分流，使发绀加重。发绀患儿和伴中心静脉压升高的患儿，对围术期的失血和失液非常敏感，应及时补充血容量。低血容量也可导致严重低氧血症，如不及时纠正，可以出现休克和心搏骤停。

第三节　　血液系统疾病与麻醉

一、红细胞异常

（一）贫血

贫血的定义随着儿童年龄的不同而有所变化，如患儿的血红蛋白浓度低于表

3-1 中列出的下限值常称之为贫血。贫血的原因可分为红细胞生成减少和红细胞破坏增加,前者主要包括:先天性再生障碍性贫血、婴幼儿生理性贫血、缺铁性贫血;后者包括:红细胞膜缺陷(如遗传性球形红细胞增多症/椭圆形红细胞增多症、阵发性睡眠性血红蛋白尿)、红细胞酶不足(如 G-6-PD 缺乏症、丙酮酸激酶缺乏症)、异常血红蛋白(地中海贫血、镰状细胞病、自身免疫性溶血、溶血性尿毒症综合征、特发性血小板减少性紫癜)、脾功能亢进和各种外源性损害(弥散性血管内凝血、心脏瓣膜修复、体外循环等)。

表3-1 儿童期正常血红蛋白及红细胞比容

年龄	Hb (g/L)	Hb 范围(g/L)	Hct	Hct 范围
2 周	165	140~200	0.55	0.45~0.65
3 个月	120	95~145	0.36	0.31~0.41
6 个月~6 岁	120	105~140	0.37	0.33~0.42
7~12 岁	130	110~160	0.38	0.34~0.40

贫血的主要问题是血液携氧能力下降并导致机体氧供受损。携氧能力下降的生理性反应有心排血量增加(主要是心率加快)、氧摄取增加、红细胞含量增加、2,3-二磷酸甘油酸(2,3-diphosphoglycerate,2,3-DPG)及红细胞生成素(erythropoietin,EPO)增多。严重贫血超过机体代偿能力时,容易出现疲劳、呼吸急促、呼吸困难,甚至失代偿性充血性心力衰竭。

贫血可能是多种疾病的前驱征象,因此,如无原发性血液系统疾病,应首先寻找基础病因。

(二)贫血特有的病因及其麻醉要点

术前注意去除贫血病因,纠正贫血状态,如缺铁性贫血补充铁剂,巨幼红细胞贫血补充叶酸和维生素 B_{12},必要时输血。贫血患者因携氧能力降低,对缺氧耐受力差,避免麻醉过深,以免循环抑制。贫血严重时,即使缺氧也不会出现发绀,应注意氧合状态。术中应避免过度通气导致的呼吸性碱中毒,避免氧离曲线左移及组织氧释放障碍。慢性贫血者心脏代偿性增大,容易导致心衰,常常不能耐受快速和大量输血、输液。

(1)遗传性红细胞膜缺陷。渗透压或温度的改变可诱发溶血。此外,还应注意慢性输血和铁过量的影响,如:肝脏纤维化;与糖尿病发生发展相关的胰腺 β 细胞纤维化;去铁胺螯合的副作用(如听力丧失)。

(2)红细胞酶缺陷。G－6－PD 缺乏患儿应在术中避免某些药物(如亚甲蓝、呋喃西林、维生素 K、解热镇痛药等)以防诱发溶血。丙酮酸激酶缺乏的麻醉处理无特殊。

(3)异常血红蛋白。注意慢性输血和铁过量的影响。

(4)地中海贫血。麻醉处理无特殊。

(5)巨幼红细胞贫血。避免使用 N_2O,并减少肌松药的使用。

(6)镰状细胞病。术前仔细评估心脏、神经、肺及肾损害。注意保温并保证体液平衡。避免导致受压和静脉淤滞的体位。密切监测急性胸痛综合征。手术后最好进入 ICU 治疗。

二、粒细胞异常与麻醉

(一)粒细胞减少症

粒细胞生成减少和使用抗肿瘤药物有关,导致感染易感性增加。感染的危险性与中性粒细胞绝对计数(absolute neutrophil count, ANC)、白细胞计数以及粒细胞百分比有关。中性粒细胞减少可分为轻度[ANC $(1 \sim 1.5) \times 10^9/L$]、中度[ANC $(0.5 \sim 1) \times 10^9/L$]和重度[ANC $< 0.5 \times 10^9/L$]。

(二)粒细胞异常与麻醉相关问题

(1)中性粒细胞减少症需要外科手术的儿童均须引起足够的重视,应严格无菌操作,避免交叉感染。

(2)中性粒细胞计数越低、中性粒细胞减少症病程越长,感染风险越大。

(3)任何部位的皮肤或黏膜屏障破损都有可能导致全身感染。

(4)气管插管、放置口咽通气道、食管听诊器或温度探头等均须特别小心,尽可能减少有创操作。避免放置直肠温度探头或经直肠给药。

三、血小板异常与麻醉

功能性血小板异常相对更常见,例如阿司匹林不可逆影响血小板环氧化酶;此外,多种药物如维生素 E、NSAIDs、三环类抗抑郁药、吩噻嗪类以及其他药物对血小板功能的影响可达 24~48 小时,临床更为常见。

(一)血小板减少

(1)血小板计数 $<150 \times 10^9/L$ 可诊断为血小板减少。

(2)获得性血小板减少比先天性更多见。

(3)特发性血小板减少性紫癜(idiopathic thrombocytopenic purpura, ITP)是急性血小板计数降低的最常见病因。

1)在无并发症的病毒性疾病 3~5 周后,患儿临床急速出现紫癜、淤斑和牙龈出血,血小板计数通常在 6 个月内恢复正常。

2)临床可输注免疫球蛋白或泼尼松治疗,但疗效尚不确定。

(4)溶血尿毒综合征(hemolytic uremic syndrome, HLTS)是婴幼儿血小板减少的病因之一。

1)常继发于胃肠炎,患病婴幼儿出现血小板减少、溶血性贫血和急性肾衰竭。

2)可采用透析和(或)血浆置换等支持性治疗。

3)已知磺胺类抗生素、苯妥英钠和肝素等药物可导致血小板降低。

(二)血小板减少症的麻醉要点

进入手术室进行手术治疗的血小板计数低下患儿,麻醉处理的要素是防止进一步再出血。

(1)体位放置、气道操作及各种导管置入很容易引起出血,且血小板减少患儿很难止血。

(2)虽然在确保外科手术止血充分的血小板计数问题上尚无一致意见,但已有指南可用于指导手术期间血小板治疗。

1)ASA 指南推荐外科手术患儿血小板计数 $<50 \times 10^9/L$ 应输血;血小板计数 $(50~100) \times 10^9/L$ 之间可考虑输注血小板。血小板功能缺陷也应输注血小板。

2)输血小板 0.1U/kg 预计可提高血小板计数 $(25~50) \times 10^9/L$。

3)处理血小板时,注意无菌操作技术。因为血小板不能像冰冻红细胞那样冷藏,通常室温储存,血小板输注感染的风险较高。

四、凝血障碍性疾病

主要包括血友病 A(Ⅷ因子缺乏)、血友病 B(Ⅸ因子缺乏)。正常情况下,止血过程主要通过血管损伤后血小板血栓形成和纤维蛋白凝集完成。在血友病 A 和 B 中,纤维蛋白凝集相对缓慢且缺少活力。

(一)血友病临床特点

(1)血管受损处如果没有连续、长时间按压将流血不止。

(2)因为没有一种凝血因子能够穿透胎盘,患病新生儿可能早期即出现出血,以及进行性发展为颅内出血;本病也可延至婴幼儿活动增加时方才出现明显的临床症状。血友病 A 或 B 的特点有关节腔内出血导致关节受损。

(3)血友病患儿也常出现肌肉内直接出血。当较大肌肉出现出血时,很难确定失血量。

(二)血友病的替代治疗

(1)关节血肿积血期间,因将凝血因子水平提高至正常 30% ~ 40%。

(2)严重出血患儿或大手术前,Ⅷ因子应提高至正常 100% 水平。

1)血友病 A 补充Ⅷ因子计算公式:

Ⅷ(U) = % 目标提升值(U/dL) × 体重(kg) × 0.5。Ⅷ因子半衰期 6 ~ 10 小时。

2)血友病 B 补充Ⅸ因子计算公式:

Ⅸ(U) = % 目标提升值(U/dL) × 体重(kg) × 1.4。Ⅸ因子半衰期 8 ~ 16 小时。

(3)术后需继续补充凝血因子。

(三)麻醉原则

(1)常规使用麻醉前用药,但避免皮下或肌内注射,可口服或静脉使用。

(2)凝血功能异常者应选择全麻,避免经鼻插管,避免选择需要穿刺的麻醉方法。如必须施行神经阻滞时,应避免反复操作。

(3)血友病 A 和 B 的凝血障碍属于内源性凝血途径,APTT 延长可作为其监测的敏感指标并指导凝血因子的补充。

第四节　糖尿病与麻醉

儿童糖尿病指 18 岁以下发生的糖尿病。儿童糖尿病比成人糖尿病重,起病也较急,不易早期发现,起病时常伴有糖尿病性酮症酸中毒(diabetic ketoacidosis, DKA)。儿童糖尿病病程长,可影响儿童的生长发育。近年来,糖尿病发病逐渐趋于低龄化,儿童及青少年的发病率明显上升,尤其是肥胖儿童。儿童及青少年糖尿病主要有以下类型:①1型糖尿病,为免疫介导性和特发性;②2型糖尿病;③年轻的成年发病型糖尿病(MODY),分子生物学检查可见一系列特定的基因缺陷,为常染色体显性遗传;④其他类型糖尿病,包括胰高糖素瘤、嗜铬细胞瘤、生长抑素瘤以及药物或化学制剂所致的糖尿病。

1型(胰岛素依赖型)糖尿病是免疫介导的胰腺β细胞损害所导致。患儿必须依赖外源性的胰岛素,维持血糖正常和避免产生糖尿病的长期并发症是治疗的主要目标。胰岛素的需要量随着持续的生长发育而改变。在生长发育迅速的时期,例如青春期,其需求更是明显增加。

2型糖尿病虽然在数十年前还很少报道,但随着儿童肥胖的流行,2型糖尿病的诊断病例迅速增长,表现为胰岛素抵抗和相对胰岛素缺乏,而非胰腺β细胞损害。虽然这些患儿进行运动和饮食控制,但许多患儿还是需要使用胰岛素或者口服降糖药物治疗。目前只有二甲双胍被推荐在儿童和青少年中使用。

一、糖尿病患儿对手术及麻醉的病理生理反应

在手术和麻醉产生的应激可能会使术前状态调整良好的糖尿病患儿存在失代偿的风险。

(1)应激导致皮质醇、儿茶酚胺类、胰高血糖素等激素的分泌增加,这些激素都可抑制胰岛素的调节作用和促进分解代谢。

(2)胰岛素抵抗和脂类分解作用,伴随着酮体产生,可导致类似酮症酸中毒的表现。

(3)组织损伤所导致的神经内分泌反应,包括肾上腺皮质激素和生长激素的分泌,以及去甲肾上腺素和肾上腺素的波动,都可进一步导致糖尿病患儿不稳定。

(4)行小手术者,可术前术中均不给糖,也不需输注胰岛素。

(5)行大手术者,术日晨应查空腹血糖。根据血糖水平,按不同比例补充葡萄糖与胰岛素。术中可根据尿糖监测结果,调节葡萄糖与胰岛素比例,必要时每1~2小时测定血糖一次,以策安全。

(6)当糖尿病患儿急诊手术时,手术和麻醉的负反应可显著增大,因为败血

症、电解质失衡、长时间饥饿和代谢紊乱都可增加酮症酸中毒和失稳态的风险。如果手术时的处理稍有疏忽，术后水、电解质失衡可更加恶化。这些患儿伤口愈合能力降低，在其处于高糖血症和分解状态时愈合能力更差。中性粒细胞功能削弱还可导致伤口感染率增加。

二、术前处理

术前处理的目的是为了改善患儿的状态。糖化血红蛋白水平可以反映长期血糖控制水平，应处于正常范围（大于 5 岁为 6% ~ 8%，小于 5 岁为 7% ~ 9%）。尿酮体水平也可以反映择期手术之前一段时间代谢水平控制状况，如果不理想，应当延期手术。术前需要停用二甲双胍，因为它可促进乳酸中毒，导致患儿脱水、低血压或低氧血症。

三、手术当日处理

根据患儿日常胰岛素治疗方案的不同而各异，但麻醉的原则包括：

（1）缩短糖尿病患儿的禁食时间。可以在手术当日尽早建立静脉通道，在患儿等待手术时静脉补充液体、葡萄糖及应用胰岛素。

（2）所有糖尿病患儿都应在诱导前及手术中定期测定、记录血糖，特别在胰岛素或葡萄糖输注速度改变时，因为临床上不容易发现术中低血糖，但却可导致严重的不良反应。

（3）患儿应用甘精胰岛素作为基础血糖控制药物时，在手术当天和手术前一晚仍要应用常规剂量。应用胰岛素泵的患儿应该维持其基础输注速率不变。如果早上患儿血糖水平很低，却还没有静脉通路，可给予服用高浓度葡萄糖溶液，年长儿可以服用糖块。

四、术中麻醉管理

（1）需要频繁监测血糖水平。应该避免低血糖，维持血糖在 5.6 ~ 8.4mmol/L 的理想水平。

（2）中、长时间手术中，应用胰岛素时必须同时输注葡萄糖。葡萄糖的输注速率应该是在应用胰岛素 $0.02 \sim 0.05U/(kg \cdot h)$ 时能保持血糖在理想水平。这一方案优于围术期皮下注射胰岛素的方法或者术中使用胰岛素泵。短小手术术中不需要输注胰岛素,待患儿清醒,开始进食的时候再继续使用原胰岛素治疗方案。

(3)阻滞麻醉对机体的应激反应影响较小,故属最佳。但应根据手术部位及病情而定。

(4)选用全身麻醉时,宜采用快速诱导气管内插管,尤其对于已呈现胃肠道麻痹症状者,以防止反流与误吸的发生。氯胺酮可增加肝糖原分解为葡萄糖,故不宜使用。吸入麻醉药和多数静脉麻醉药均不影响血糖水平。

(5)疼痛、缺氧、CO_2 蓄积等可通过兴奋垂体 – 肾上腺系统而使血糖升高,应予以避免。

五、需要急诊手术的 DKA 患儿

急诊伴 DKA 者,应衡量手术的紧迫性与 DKA 的严重性。如果病情允许,应以 $5 \sim 7$ U/h 的速度静滴胰岛素,总需要量一般为 $1 \sim 2$ U/kg,在 $8 \sim 12$ 小时血内酮体即可消除。酸中毒纠正后一般即可考虑手术。如外科病情不允许,则应在手术过程中补充胰岛素、输液并纠正酸中毒。

(1)降血糖的速率每小时不应该超过 5.6mmol/L。血糖水平降到 22.4mmol/L 以下停用胰岛素,因为单独应用液体也可降低血糖浓度。

(2)DKA 患儿通常有严重的容量不足,除了补充术中液体损失量外,还需进行液体复苏。对于失水量大于体重 10% 的患儿,建议在复苏的第一个 24 小时内给予 $4L/m^2$ 的等渗液体。

(3)确保有尿的情况下,应补充氯化钾及磷酸盐。

(4)糖尿病患儿对于过度通气的脑血管扩张反应是减弱的,因此需要密切监测肺泡呼吸情况。

第五节 遗传性肌病与麻醉

遗传性肌病分成四大类,①肌无力综合征:从运动神经元到肌细胞动作电位的传导受影响,一般包括神经递质、乙酰胆碱、突触间隙传递信号紊乱。②肌强直综合征:肌细胞膜动作电位的传导受影响,通常是由钠、氯、钾通道的异常引起的,导致肌细胞膜去极化时间延长,引起肌收缩时间延长。③线粒体肌病:由线粒体功能异常引起,线粒体肌病的症状常包括神经系统和肌肉的病变,肌肉缺乏 ATP 主要引起肌无力和肌萎缩。④肌营养不良:由于肌肉和周围连接的组织之间收缩力量中断引起,肌细胞中肌动蛋白－肌球蛋白微丝收缩,但是和细胞膜或周围组织没有足够的连接,产生电机械分离,从细胞膜来的电信号没有转换成有效的机械收缩。

一、肌无力综合征

大多数的肌无力综合征是神经肌肉接头(主要是轴突后膜乙酰胆碱受体)免疫应答的结果,而不是真正的遗传性疾病,从运动神经元末端到神经元支配的肌肉信号传导失败。该综合征是由于通过神经肌肉接头神经传导被抑制,其标志是特定任务的疲劳。重症肌无力是此类疾病中的典型例子。

肌无力综合征患儿手术的麻醉要点是,需要注意避免呼吸肌无力或上呼吸道肌无力导致的呼吸抑制。在手术麻醉过程中,如必须要用非去极化肌松药,应小剂量使用短效的肌松药,由于对琥珀胆碱耐受性较好可考虑使用。肌无力综合征患儿即使是通过药物或手术治疗后功能恢复正常,但仍需假定其对肌肉松弛剂仍保持较高敏感性,术中谨慎对待。麻醉实施技术最好采用时效短、易清醒、避免使用肌松药的麻醉方法,如使用短效吸入麻醉药(七氟烷或地氟烷)。但应注意,吸入麻醉药对肌肉也会产生一定的松弛作用。如考虑使用阿片类药物,同样要减小剂量,尽可能避免对呼吸的影响。肌无力患儿恢复期监测的时间应适当长,需严格掌握拔管指征。此外,患儿苏醒初期肌收缩能力可能较强,但逐渐会变得肌无力,所以术后应需严密监护。

二、肌强直综合征

本病是由于膜表面短时高兴奋性引起的肌纤维暂时的、无意识的收缩。骨骼肌持续的挛缩一般出现在肌肉受刺激后,但也可能是寒冷、疼痛或紧张等引起,紧握手后不能放松是肌强直一个有意义的征象。肌强直性收缩可能因紧张、寒冷、疼痛刺激而诱发,所以在手术期间必须加以避免。如果在麻醉期间肌强直发作,使用局麻药和神经肌肉阻断剂无效,而吸入麻醉药、奎宁或普鲁卡因胺对肌强直有效使肌肉松弛。琥珀胆碱可诱发肌强直,出现咬肌痉挛非常显著,也能累及其他的肌肉导致正压通气和插管极端困难,所以肌强直患儿禁用琥珀胆碱。肌强直是由于有不正常的离子通道,必须保持电解质正常。同时应注意与恶性高热的鉴别。

肌强直性营养不良是肌强直综合征中最常见的类型,也是肌营养不良的亚型之一。寒冷、紧张、疼痛和琥珀胆碱均能引起肌强直,因常伴有肌萎缩营养不良,琥珀胆碱能诱发钾浓度升高,应该避免使用。和其他的肌强直病不同,肌强直性营养不良有肌纤维的破坏,骨骼肌张力明显下降,所以患儿较为虚弱,伴肌张力减退,这类患儿还常有严重的呼吸抑制、心脏传导异常、心肌病、发育不良、吞咽困难和胃动力下降等并发症,术前必须仔细评估。这些患儿使用肌松药非常困难,必须从较小的剂量开始使用,并应进行神经肌肉接头功能的监测。

三、线粒体肌病

线粒体肌病是一组少见的线粒体结构和(或)功能异常所导致的以脑和肌肉受累为主的多系统疾病。一般认为本病是基因缺陷,患者线粒体上有着各种不同的功能异常,并由此导致临床表现多样性。其肌肉损害主要表现为骨骼肌极度不能耐受疲劳,神经系统主要表现有眼外肌麻痹、卒中、癫痫反复发作、肌阵挛、偏头痛、共济失调、智能障碍,以及视神经病变等。其他系统表现可有心脏传导阻滞、心肌病、糖尿病、肾功能不全、假性肠梗阻和身材矮小等。最常见的线粒体综合征是莱福病、Kearns-Sayre 综合征和 Leber 遗传性视神经病。线粒体肌病患儿的围术期管理要非常小心,手术期间的任何应激性反应均可增加 ATP 的需要量而加重线粒体的负担,进而导致乳酸血症,常见的低温和寒战是最大的危险,常对患儿有严重的影响。此外,高热和疼痛也可能对患儿带来不利影响,为此在手术期间必须采取措施保持正常体温,充分的术后疼痛治疗。

线粒体功能障碍的患儿在低血容量状态下可产生高水平的乳酸血症,这些患儿应该避免长时间术前禁食,必要时,可静脉输入葡萄糖;由于氰化物抑制呼吸链,应该避免使用硝普钠,同样尽可能不用止血带;血细胞比容维持在接近正常水平即可,控制性降压在这类患儿应慎用,因他们对氧输送下降的补偿能力明显下降。

目前研究显示绝大多数全麻药均对线粒体功能有抑制作用,最显著的是吸入麻醉药和丙泊酚,使用常用剂量麻醉药也导致线粒体功能显著下降,这表明对线粒体疾病的患儿使用丙泊酚和吸入麻醉药应该谨慎并需要严密监测。但是吸入麻醉药不需要通过体内代谢而消除,与静脉麻醉药依靠体内代谢消除相比,其消除途径有优点,可优先考虑。如手术和患儿情况允许应该考虑使用局部麻醉,临床上许多麻醉药还是能成功地用于有线粒体疾病的患儿,但必须严密监测,术毕必须保证患儿有足够的通气量和麻醉作用完全消除方可,随着对不同类型的线粒体疾病的认识,麻醉药的选择也变得更清楚,可大大减少麻醉并发症。可以使用非去极化肌松药,但需进行神经刺激仪监测,并在中断通气支持之前肌松作用应该完全消退。总之,对有线粒体肌病的患儿应尽可能使用小剂量的局麻药,当需要使用全麻药时,应注意适应证,最重要的是必须密切监测患儿。

四、肌营养不良

临床麻醉医师至少要了解五种类型的肌营养不良:Becker 型、杜氏型、面肩肱型、Emery-Dreifuss 型和肢带型的肌营养不良。病因不同,临床表现的严重性大不相同。Becker 型也称良性假肥大型肌营养不良症,首发症状为骨盆带及股部肌肉力弱,进展缓慢,病程长,预后较好;杜氏型肌营养不良和 X 染色体异常相关,仅见于男孩,表现为某些肌群的假性肥大,同时其他肌群出现进行性肌萎缩,预后差,20岁前死于肺炎、心衰或慢性消耗性疾病;面肩肱型首发症状是面肌受累,其后肩带肌,最终波及躯干肌、双下肢、反射消失;Emery-Dreifuss 型临床特征是患儿的肘、颈出现挛缩,脊柱强直,可伴有心脏传导功能障碍,常因心脏病而致死;肢带型常在10~30 岁起病,多数以盆带肌无力的萎缩为首发症状,智力正常。

Becker 型和杜氏型肌营养不良围麻醉期的风险主要与疾病的严重程度有关,随着患儿出现肌无力,这两种病都可导致手术后显著的呼吸功能不全;心肌收缩力和传导功能也受影响,凡能降低心功能或增加心律失常的药应该避免使用,所以对所有 Becker 型和杜氏型肌营养不良的患儿在术前应该进行完全的心肺功能评估。另外,由于常存在吞咽困难和胃动力下降,对呼吸道应给予良好的管理。琥珀胆碱在此类患儿中禁用,因为可出现横纹肌溶解症和高钾血症。

参考文献

1. 陈煜,连庆泉. 当代小儿麻醉学. 北京:人民卫生出版社,2011

2. 陈煜. 实用小儿麻醉技术. 中文翻译版. 北京:科学出版社,2011

3. Collier A M,Pimmel RL,Hasselblad V,et al. Spirometric changes in normal children with up-

per respiratory infections[J]. Am Rev Respir Dis,1978, 117(1):47 –53

4. 李娟,朱昭琼. 上呼吸道感染患儿手术的麻醉困惑. 遵义医学院学报,2012,35(4):350 – 354

5. 韩传宝,周钦海,孙培莉等. 哮喘患者围术期麻醉管理. 临床麻醉学杂志,2013,29(8): 820 –822

6. 傅笑飞. 先天性心脏病小儿在非心脏手术中的麻醉管理. 国外医学麻醉学与复苏分册, 1993,14(5):301 –303

7. 贾苍松. 小儿血液系统疾病临床研究进展. 中国实用儿科杂志,2008,23(5):345 –347

8. 陈树新. 儿童及青少年糖尿病的诊断与治疗. 中国医刊,2006,41(7):9 –11

9. 韩春锡. 常见儿童遗传性神经肌肉病诊断思路. 中国实用儿科杂志,2014,29(10): 724 –729

第四章　小儿麻醉与监测技术

第一节　小儿围术期监测的基本要求

围术期监测是麻醉管理的重要组成部分,能为麻醉医师和外科医师提供维持和控制生命体征必不可少的帮助和支持。加强围术期监测,虽不能防止所有的不良事件或事故的发生,然而早期预警和及时处理,将可明显降低患儿在麻醉过程中因生理功能受到干扰而可能发生危及生命的麻醉风险。

为提高麻醉安全性,美国麻醉医师协会(ASA)提出了麻醉和监护的基本标准:一是,所有实施麻醉及麻醉监护的人员必须具有麻醉医师资格;二是,在所有麻醉的实施过程中,必须经常判断患者的氧合情况、通气情况、循环和体位变化。

我国儿科麻醉学组制定的《小儿麻醉基本监测指南》中指出:"小儿麻醉诱导和维持期间(包括全身麻醉、部位麻醉,以及任何需要监测的麻醉全过程),要求具有执业资格的麻醉人员必须自始至终不得离岗,连续监测患儿的氧合、通气、循环及其体温等项目,并按时、认真、真实、客观地做好记录。有条件者,可将监护设备与电子记录系统连接,进行实时记录。"

一、围术期监测的分级

(一)最低限度监测

适用于每一位接受麻醉的患儿,包括心电监测、血压监测和脉搏血氧饱和度

监测:

(1)心电图:可监测心率、各类心律失常、心肌缺血、电解质紊乱,如低钾、高钾等。

(2)血压:无创血压,可连续监测或隔1、3、5、10分钟监测一次。

(3)脉搏血氧饱和度:包括SpO_2和指脉氧波形。正常情况下,吸空气时SpO_2应大于等于95%;90%~95%为去氧饱和血症;低于90%为低氧血症。

(二)麻醉全面监测

适用于危重儿、新生儿和婴幼儿的围术期监测,包括:

(1)循环系统:ECG、有创血压监测、中心静脉压、肺动脉压力、肺毛细血管嵌压、SpO_2及推算指标心脏指数、每搏指数、体循环血管阻力指数、肺循环血管阻力指数以及心率收缩压乘积等。

(2)呼吸系统:潮气量、分钟通气量、呼吸频率、气道压、呼吸系统顺应性、PET-CO_2、SpO_2、血气分析。

(3)中枢神经系统:脑电双频谱指数、听觉诱发电位、熵、近红外脑氧饱和度。

(4)其他:尿量、温度(中心、末梢)等。

二、麻醉全过程的监测要点

(一)麻醉前监测

通常无需监测,但对于某些危重患儿,则应在转运前就建立基本监测。

(二)麻醉中监测

根据病情和不同麻醉方式以及手术大小,确定监测等级。

(1)部位麻醉(包括各类阻滞麻醉):麻醉最低限度监测。

(2)全身麻醉:麻醉基本监测,适用于大多数患儿和手术。

(3)大手术及危重患儿:应建立有创血流动力学监测及其他特殊监测,麻醉医师应根据术前对患儿的评估做出预案。

(三)麻醉后监测

PACU中患儿仍应加强氧饱和度、通气、循环和体温监测;使用肌松药的患儿应进行肌松监测。

(四)转移中监测

如患儿已清醒,则使用最低限度监测即可。但如转运路途较远或患儿一般情况较差,则应由麻醉医师护送,在基本监测下完成转运。

第二节　循环系统监测

麻醉期间必须监测患者的循环功能。为此,每一位接受麻醉的患儿都应进行最低限度监测。另外,对全身麻醉患者和危重患者麻醉期间可以通过脉搏触诊、心音听诊、有创血压波形监测、周围脉搏超声检测,以及脉搏容积描记等来持续评估循环功能。

一、听诊、触诊

最简单的方法是听诊器置于胸前听心音强弱;用手指触摸桡动脉、股动脉、颈动脉或颞浅动脉等表浅动脉,了解脉搏强度、频率和节律。

二、心电图

小儿麻醉中 ECG 是判断术中心律失常最有效的监测方法。在婴儿中,ECG 显示缺氧所致的心动过缓往往较 SpO_2 下降早。相反,ECG 提示心动过缓转为正常节律时,能较早地显示缺氧得以改善。通过 ECG 能及时发现心肌缺血、异常心律和传导阻滞外,还可以辅助判断电解质紊乱和监测起搏器功能等。

小儿迷走神经兴奋性低,交感神经占优势,故心脏搏动较快。此外,因为新陈代谢旺盛,机体组织需要更多的血液供给,而心脏每次搏出量有限,只有增加搏动次数以补偿不足,因而心率较快。麻醉期间最常见的心律失常是心动过缓和室上性心动过速。学龄期儿童较易发生与呼吸相关的心率变异。

三、动脉血压

动脉血压（BP）的高低主要取决于心率、心输出量、外周血管阻力和血容量的变化。婴幼儿血压较低，随着年龄的增长，血压逐渐升高。围术期可根据需要选择无创或有创的方法测量血压。

（一）无创（间接）测量法

对婴幼儿进行无创血压监测是最简捷的测量血压的方法。儿童无创血压测量的收缩压和平均动脉压与有创血压监测具有良好的相关性，但所测舒张压可能偏低。小儿血压的测量袖带常放置于上臂，但也可以放置于前臂、大腿或小腿处，但上下肢体测的血压可能存在差异。正常情况下，下肢血压比上肢高 20mmHg。为确保血压测量的准确，应为患儿选择合适的袖带，血压袖带的宽度应为上臂总长的2/3，其最小宽度必须大于被测肢体直径的20%，袖带太窄测得值偏高，太宽则血压偏低。

（二）有创（直接）测量法

当需要连续监测患儿每次心脏搏动产生的血压或便于抽取血样时，可通过经皮穿刺或切开置管于动脉腔内直接测量血压。动脉内直接测压结果准确，可通过桡动脉、尺动脉或股动脉等周围动脉穿刺置管的方法，将压力通过测压连接管与压力传感器相接，将压力信号转变为电信号，放大后显示在监测仪上直接读数并看到压力波形。

1. 有创血压监测对象

①预期术中血流动力学不稳定的患儿，包括心血管手术、颅内手术、严重创伤、休克、心搏骤停和复苏等；②外科手术过程中可能有大量出血而造成血流动力学变化的患儿（失血量 >50% 血容量或急性失血 > 血容量 10%）、体液再分布（第三间隙试液 >50% 估计血容量）；③严重低血压或术中出现无脉性血流的患儿；④存在肺部疾患或可能存在肺部疾病及手术造成严重气体交换异常的患儿；⑤需反复动脉采血者，包括动脉血气测定、酸碱平衡失常、严重电解质紊乱、血糖异常及凝血性疾病等。

2. 动脉穿刺置管术

动脉穿刺置管选择穿刺部位应掌握"先外周后中心"的原则,动脉插管处的血管需要具备良好的侧支循环,可减少导管远端的组织缺血性损伤。选择不同的动脉插管会因为血管不同的解剖和生理特点而显示出不同的监测结果,如足背动脉显示的血压可能比实际血压高出 30%。

(1) 桡动脉。因桡动脉位置表浅易于触及,故为动脉置管的首选部位。以左侧为先(如左手功能占优势者首选右手)。穿刺前可进行测试 Allen 试验(手掌皮肤转红时间小于 7 秒为 I 级,指示供血良好;8~5 秒为 II 级,属可疑;大于 15 秒为 III 级,指示供血不佳)。

(2) 尺动脉。一般在桡动脉穿刺失败后可考虑改用尺动脉,但在桡动脉被反复穿刺而损伤后局部已形成血肿时,不宜再作同侧尺动脉穿刺。

(3) 腋动脉。在腋窝顶部可触及,其局部侧支循环较肱动脉和股动脉更丰富。

(4) 股动脉。是最粗大的浅表动脉,搏动明显较易穿刺成功,尤其在患儿出现低心排和低血压时往往出现外周血管强烈收缩,此时股动脉穿刺成功的可能性最大。婴幼儿股动脉穿刺置管后可能会发生与灌注相关的并发症,应注意加强观察与护理,尤其应避免污染。

(5) 足背动脉。位置表浅且较固定,穿刺成功率高,血栓发生率低于桡动脉。但足背或胫后动脉穿刺置管提供的血流动力学参数往往不准确,特别是在脱离体外循环后,同时在采集血样作血气分析时,也很困难。

(6) 肱动脉。应避免行肱动脉穿刺,因为易发生正中神经损伤,如果选择肱动脉穿刺时应非常谨慎,因前臂的动脉侧支少而易发生前臂缺血,如有栓塞而致的并发症,其后果将很严重。

(7) 脐血管。是新生儿进行动脉插管和下腔静脉插管的另一选择。插管前需详细了解以下情况:①是否已进行过脐血管插管;②侧支血流如何;③既往脐血管插管过程是否顺利,以及患者脐血管的生理特征(如是否起源于主动脉弓靠近动脉导管处);④了解手术过程如脐血管起源的血管,在手术中是否需要结扎等。

3. 动脉穿刺置管的注意事项

①动脉穿刺置管无绝对的禁忌证,但患儿存在高凝状态或异常出血时需要综合考虑进行动脉内置管的利弊;②1 个月以上的患儿股动脉穿刺置管是简单、安全的,然而在新生儿股动脉穿刺置管可能会发生与灌注相关的并发症,同时,应注意

加强护理以避免污染;③动脉穿刺可采用套管针,建议新生儿及婴幼儿可选择26~
24G,较大儿童则可用22~20G;④超声引导下动脉穿刺可用于困难动脉穿刺,在不
能获得外周动脉穿刺成功的情况下,应考虑由外科医师施行动脉切开,放置导管,
便于术中监测和采血;⑤动脉穿刺置管的主要不良反应包括局部血肿、血栓和感染
等,与操作、套管留置时间及置管后护理有关,应注意加强防范。

三、中心静脉压

中心静脉压(central venous pressure,CVP)是指右心房或靠近右心房的上、下
腔静脉内的压力。CVP的高低与心搏出能力、血管功能及循环血容量有关,上、下
腔静脉血流返回至右心房受阻也会影响静脉压,但不能完全反映左心功能和整个
循环功能的好坏。围术期中心静脉置管测压主要用于监测血容量和体液丢失(>
50%估计血容量)、严重低血压、需心肺转流的心脏手术等情况。与直接动脉测压
不同,单纯依靠中心静脉压不能为治疗提供有效的参考,应协同其他指标综合考
虑,以制订临床治疗策略。除测定中心静脉压外,中心静脉置管也可用于外周血管
通路不足、输注高渗或易致组织硬化的物质,以及可能发生大量静脉气栓、影响血
流动力学的手术等情况。儿童的中心静脉压正常值与成人相近,平均压力为
4~12cmH$_2$O。

(一)穿刺部位的选择

中心静脉导管可经颈内静脉、颈外静脉、锁骨下静脉、股静脉或外周静脉等途
径置入。穿刺部位的选择取决于穿刺置管的目的和操作者的熟练程度。若只是需
要开放较大的静脉,可选择颈外静脉或其他穿刺并发症较少的部位,若需要在胸腔
内的大静脉内置管或测压,则需要经颈内静脉或锁骨下静脉穿刺。

1.颈内静脉

颈内静脉定位和穿刺相对容易,是最常用的途径,以右侧为首选。右侧颈内静
脉因直接通向右心房、不会损伤胸导管、右侧胸膜顶较左侧低等因素,作为穿刺的
首选部位。婴幼儿头大颈短,肌肉不发达,体表标志常不清楚,颈内静脉与颈动脉
经常部分或全部重叠,因此误入颈动脉的机会高达10%~15%。先心病患儿心
血管发育畸形,颈部大血管也很可能存在异常,穿刺困难及并发症必然增多。穿刺
时头部侧转不宜大于45°,否则颈内静脉与颈动脉重叠的机会更大。助手按压肝区

可使颈内静脉明显充盈增粗,提高穿刺置管成功率。可采用中间径路,即以胸锁乳突肌三角顶点环状软骨水平定位,针尖对准同侧腹股沟中点,穿刺针与皮肤呈30°角,进针深度与患儿颈部长短及胖瘦有关,一般为2cm左右。穿刺成功,导管顶端以放置于上腔静脉之右房入口处较为适宜,可以按身高进行预测。身高<100cm时,置管深度=身高(cm)/10-1;身高>100cm时,置管深度=身高(cm)/10-2。导管位置准确率可达97%。

2. 锁骨下静脉

锁骨下静脉与体表标志相对恒定,此路径穿刺成功率较高,但气胸发生率也较高,且有误入头臂静脉的可能(发生率为5%~20%)。首选右侧径路,在锁骨中点外1~2cm,针尖指向胸骨上窝,紧贴锁骨下进针。约半数在退针时见回血。穿刺的方向偏向头部易误入动脉,偏后易致气胸。穿刺过深可能刺入气管。

3. 股静脉

穿刺点位于腹股沟韧带下方1~2cm,股动脉旁0.5~1cm。当无明显腹腔内压升高或下腔静脉梗阻情况时,经下腔静脉测得的静脉压与右房压相同。

4. 脐静脉

出生后3~5天内静脉导管尚未闭合,经脐静脉的插管一般可进入下腔静脉。若脐静脉导管已经闭合,则经脐静脉的插管将进入肝静脉的分支,不能准确监测中心静脉压。

5. 颈外静脉

通过颈外静脉可以进入颈内静脉或锁骨下静脉。由于存在静脉瓣,导管置入成功率为75%~90%,测量的静脉压数值可能不准确。

(二)超声辅助技术

超声波血管定位技术可以提高婴幼儿中心静脉置管的成功率。采用超声成像技术可以观察颈内静脉的截面积,采用 Valsawa 手法、按压肝区和头低足高位等方法均能使颈内静脉增粗,联合应用的效果更佳。

(三)中心静脉穿刺置管的相关事项

(1)并发症。中心静脉置管在不同部位穿刺都有潜在的风险,共同的并发症为感染、静脉血栓、空气栓塞、导管故障(阻塞、折断)、心律失常和出血。颈内静脉穿刺的风险包括误穿颈动脉、Horner 综合征和气胸;左侧颈内静脉穿刺可能损伤胸导管,引起乳糜胸的可能。与导管有关的感染发生率约为 13.8/1000,抗生素涂层或浸渍的导管有助于降低血内感染的发生率。一旦发现与导管有关的感染,应及时拔除中心静脉导管。

（2）导管位置不当。中心静脉导管位置不在上腔静脉内,可以进入左上腔静脉、逆行进入颈内静脉,异位引流到肺静脉内,甚至位于静脉之外。采用 X 线定位或心电图引导技术可以防止导管位置不当引起的严重并发症的发生。因此,置入中心静脉导管后应常规摄片以证实导管位置。中心静脉导管应位于气管隆嵴水平以上或位于胸片显示的心影之外 1~2cm 的位置。

（3）中心静脉穿刺时,必须熟悉解剖并准确定位;注意无菌操作,长期置管者更应加强护理,必要时可考虑选用抗菌导管。

四、肺动脉压力

自 1970 年起,Swan-Ganz 漂浮导管在儿科患者的应用逐渐兴起。围术期肺动脉压力（pulmonary arteriole pressure, PAP）的监测可为治疗提供有价值的参考,主要用于存在肺动脉高压或左室代偿功能受损,准备接受急诊心脏手术、存在严重肺循环和体循环功能衰竭或对常规液体复苏及血管活性药物无效的休克患儿,以指导复杂的输液和药物治疗。

放置肺动脉导管较困难,尤其是心排量较低的婴幼儿。最好通过右颈内静脉或股静脉置管,体重低于 15kg 的婴幼儿,选择股静脉更理想。应根据不同的年龄选择合适的导管准确放置,小儿使用 F5 型号,婴儿用 F4 型号。肺动脉导管放置耗时一般较长,体重低于 30kg 的小儿和心排量低的儿童必须经过透视检查确定位置。

Swan-Ganz 球囊导管采用聚乙烯材料制成,一般为四腔或五腔管,含有光导纤维的漂浮导管可持续测定混合静脉血氧饱和度（SvO_2）,带有快反应热敏电阻的漂浮导管可测定右心室射血分数（RVEF）;通过血液热稀释法可连续监测心排血量。肺毛细血管楔压（PCWP）的测定方法是将 Swan-Ganz 导管经颈内静脉置入右心房后,在导管尖端套囊内部分注气,导管便随血流"漂浮"前进,经过右心室、肺动脉,直到嵌入肺动脉小分支,此时测得的压力即为 PCWP,PCWP 反映左心室前负荷。由于肺动脉插管可发生严重心律失常、肺梗死等严重并发症,而且需要昂贵的仪器设备,故必须严格掌握适应证。

　　虽然目前认为在具有适应证的小儿放置 Swan-Ganz 导管不会增加死亡率,但其在小儿中应用的可靠性和价值仍有争议,此项技术的难度和并发症显著,且肺动脉导管放置位置不当所致的风险也随之增加。置入 Swan-Ganz 导管的并发症包括感染、空气栓塞、血栓形成、肺动脉破裂、急性右束支传导阻滞及导管在心内打结等。尤其应警惕反常性栓塞、心内修补破裂、严重的右室流出道梗阻的发生。小儿肺动脉压力的变化受多种因素影响:①小儿心排量随年龄、疾病状态和代谢情况的改变变异较大,目标值难以确定;②热稀释法在小婴儿中测定的准确率较低,存在25%的变异率;③复杂先心病患儿,血液的分流和复杂的解剖变异可导致测量误差。

　　目前多种无创性的心排量测定法也可用于小儿,如超声多普勒测定主动脉血流量能准确反映全身血流情况,胸内生物阻抗法测定胸内阻抗的改变,以反映心脏的搏出容量和无创性心排量监测(NICO)技术等。

五、左房压

　　无二尖瓣狭窄的情况下,左房压(left atrial pressure,LAP)指直接通过左心房置管来监测左房压力,较通过肺动脉导管监测肺动脉嵌契压(PCWP)准确。如果患者没有二尖瓣病变,LAP 基本可以反映左室舒张末期压(LVEDP),是左心室前负荷的更可靠指标。

　　(1)监测方法。在房间沟与右上肺静脉连接处置管测压,也可切开右房通过房间隔置管测压,Swan-Ganz 导管所测得 PCWP 可近似反映 LAP。

　　(2)正常值为 4～8mmHg,体外循环期间最高不宜大于 10 mmHg。但在重症瓣膜病或复杂先心病患儿,常需维持较高的 LAP 才能保持动脉压的正常。

　　(3)适应证。①严重肺动脉高压合并右心衰竭,需要通过左心房置管使用收缩血管药物者;②复杂性先心病手术矫治术中、术后,如:左心室发育不良、完全性大动脉转位、完全性心内膜垫缺损、完全性肺静脉畸形引流、右心室双出口等。

　　(4)影响因素。①LAP 过低提示前负荷不足,可补充容量;②LAP 过高,无论 CVP 如何,均说明前负荷已达一定阈值,此时盲目扩容可能导致左心衰竭,可适当应用正性肌力药和血管扩张药。

六、心排血量

心排血量(cardiac output,CO)是反映心泵功能的重要指标,受心率、心肌收缩性、前负荷和后负荷等因素影响。通过 CO 测定,可判断心脏功能,诊断心力衰竭和低心排综合征,同时估计患者预后,指导输血、补液和心血管药物治疗。

1. 无创监测法

包括心阻抗血流图(impedance cardiogram,ICG)、超声多普勒、PETCO$_2$ 重复吸入法(RBCO)和经食管超声心动图(TEE)等。

2. 有创监测法

(1)温度稀释法。经 Swan-Ganz 导管向右房注射一定量冷生理盐水,其随血液的流动而被稀释并吸收血液的热量,温度逐渐升高到与血液一致。温度稀释过程由导管前端的热敏电阻感应,经监测仪记录可得到温度－时间稀释曲线,计算并显示结果。

(2)连续测定法(CCO)。Swan-Ganz 导管右心段有自动加温系统,间断性使血温升高。

(3)温度稀释结合动脉搏动曲线分析(PiCCO)。持续的脉搏曲线心排血量测量并能对心脏前负荷以及肺水进行监测,是经肺温度稀释技术和动脉搏动曲线分析技术相结合的监测方法。

第三节 呼吸功能监测

围术期呼吸功能监测的目标在于确保动脉氧合和通气正常。在麻醉事故的早期报道中,由诸多原因引起的通气不足是引起手术中麻醉严重事故和意外伤亡事故的最常见原因,所造成的后果极其严重,如心搏停搏、中枢神经系统永久性损害或者死亡。

一、氧合情况

氧合情况的判断应包括麻醉期间在患者的吸入气中须提供足够的氧浓度,并持续监测患者的氧合。婴幼儿的氧消耗量很大,且功能性残余容积很小,所以在全身麻醉情况下发生低氧血症的情况要比成人高。但在新生儿有高氧血症时,则易发生早熟性视网膜病变。由此可见,小儿麻醉期间的氧合监测极其重要。

(一)房间内照明充分以便观察患儿的口唇和皮肤颜色

(二)吸入氧浓度监测(FiO_2)

2005 版美国麻醉医师协会(ASA)的"术中基本监测项目"中要求:全麻期间,麻醉机吸入氧必须采用氧分析仪测定,并保证低氧报警处于正常工作状态。在使用低流量(新鲜气流量 $<1\ L/min$)麻醉时,氧浓度监测仪更显重要,因为即使来自麻醉机共同气体出口的气流不是低氧混合气,在通气环路中同样可形成低氧混合气,感受器放置的部位越接近患者的呼吸道就越容易发现低氧混合气和通气环路接头脱落。麻醉机或呼吸机输出低氧混合气是最为危险的情况,可因麻醉机或呼吸机内部或外部多种原因所致,吸入低氧混合气能快速产生明显的低氧血症,数分钟内即导致中枢神经系统发生不可逆性缺氧损伤。

(三)脉搏血氧饱和度监测(SpO_2)

无创脉搏血氧饱和度仪(noninvasive pulse oximetry,NPO)始于 20 世纪 80 年代初,不仅使用方便,而且是一种连续无创的监测手段,能够及早地发现各种原因引起的低氧血症,也可间接反映循环功能。有研究报道,联用 NPO 和 CO_2 监测仪可预防 93% 的麻醉事故。小儿容易发生缺氧,且变化快,因此麻醉期间持续监测脉搏血氧饱和度尤为重要。

1. NPO 的基本原理

NPO 应用容积描记器来确定心动周期的收缩期,在收缩期,搏动性的动脉血管床内有更大的血容量。利用血红蛋白对光吸收的物理原理,根据不同组织吸收光线的波长差异,对搏动性血流的血红蛋白进行光量和容积的测定,能同时显示脉率并监测动脉内血红蛋白与氧结合的程度。NPO 测得的血氧饱和度简写为 SpO_2,以区别于直接动脉采血测得的氧饱和度(SaO_2)。在饱和度 80% ~ 100% 范围内,SpO_2 与 SaO_2 的数值相关性较好。

2. 影响 SpO_2 准确性的因素及对策

(1)外周动脉搏动性血流。脉搏血氧饱和度仪的正常工作需依赖于良好的末梢灌注,因此低温、低血压(MAP < 50mmHg)等因素可影响其精确性。探头部位过凉、交感神经兴奋或药物引起外周血管强烈收缩、体外循环停跳期和心搏骤停者无法检测可靠的 SpO_2。因为机器确定的是收缩期的脉搏,高静脉压引起的静脉脉搏波形,如继发性严重的三尖瓣反流、胸腔内压增加或静脉回流阻塞都可以引起错误的结果。如果将患儿手抬高过头,会得到正确读数。

(2)血红蛋白。脉搏血氧饱和度仪是利用血液中血红蛋白对光的吸收来测量 SpO_2,如果血红蛋白发生变化,可能会影响 SpO_2 的准确性:① 贫血(Hb < 70/L),患儿没有低氧血症时,SpO_2 仍能准确反映 PaO_2,若同时伴有低氧血症,SpO_2 的准确性就受到影响;②正铁血红蛋白,由于正铁血红蛋白对 940nm 的红外线吸收率大于血红蛋白和氧合血红蛋白,当 SaO_2 < 85% 时,数值不准确;③碳氧血红蛋白(CO-Hb)增多,大量吸烟、大量输血、严重黄疸及一氧化碳中毒等可导致碳氧血红蛋白增多。COHb 在波长为 660nm 处的光吸收作用与氧合血红蛋白相似,而在波长为 940nm 处相对可被透射,与一氧化碳中毒表现为樱桃红色的现象一致,因此,COHb 血症脉搏血氧饱和度仪可测出错误的高读数;④新生儿和早产儿所具有的胎儿血红蛋白并不影响脉搏血氧饱和度监测的精确度。

(3)血流动力学变化。SpO_2 测定在心排血量减少、周围血管收缩以及低温时,监测仪难以获得正确信号而受到影响。危重患者血流动力学波动较大、会使 SpO_2 信号消失或精确度降低。

(4)反应迟滞时间。即其读数变化滞后于体内血氧饱和度的改变。反应迟滞时间由以下三部分组成:①吸气和弥散时间;②仪器反应时间;③循环时间,主要取决于后两项。而仪器反应时间(即脉搏血氧饱和度仪取样、分析和输出结果所需时间),一般为 5~7 秒,为设备固有时间,不易改变,因此循环时间是脉搏血氧饱和度仪反应迟滞的重要决定因素,所以将脉搏血氧饱和度仪探头放置在靠近心脏的部位(如耳垂、舌、面颊部、鼻部等)能比末梢部位(如手指、足趾)更快和更准确地测定脉搏血氧饱和度(SpO_2)的改变,尤其是小儿患者。

(5)其他色素成分。术中静脉注射亚甲蓝、靛胭脂及荧光素;蓝色、绿色和黑色的指甲油也会影响 SpO_2 数值。

(6)其他。探头位置、运动伪差、环境电磁干扰、环境光污染都会影响 SpO_2 信号。

儿科患者应用脉搏血氧饱和度监测会出现相对较高的假阳性警报,但小儿麻醉医师对所有的警报都必须认真对待,并及时检查患者的氧合状态及可能原因。

氧饱和度仪的提示音不应关闭,SpO_2 的数值可反映在提示音音调的高低上,麻醉医师根据声音的变化得知氧饱和度的改变。

二、通气情况

(一)通气监测应包括

①所有麻醉患儿都必须有足够的通气,临床上可通过观察胸廓起伏、储气囊的容积变化和听诊呼吸音来观察患者的通气情况;②对施行气管导管或喉罩插管的患儿,必须通过听诊、临床体征和 $PETCO_2$ 的监测确定其位置是否放置正确,并作麻醉全程监测;③麻醉期间行机械通气时,机器应具备呼吸回路脱落或中断的报警功能,并使报警功能处于正常工作状态,当回路脱开时能及时发出声光报警;④实施部位麻醉和其他非全身麻醉时,须通过临床体征来判断患者是否有足够的通气量。

(二)呼气末二氧化碳监测

呼气末二氧化碳($PETCO_2$)可用来评价肺泡通气功能、气道通畅情况以及细微的重复吸入情况,也能反映循环功能和肺血流情况,并能检出机械通气中的通气系统或供气系统可能出现的问题,已成为麻醉监测中不可缺少的常规监测手段。小儿麻醉期间,应持续进行 $PETCO_2$ 监测。

1. $PETCO_2$ 监测的基本原理

组织细胞代谢产生二氧化碳,经毛细血管和静脉运输到肺,在呼气时排出体外,体内二氧化碳产量(VCO_2)和肺泡通气量(VA)决定肺泡内二氧化碳分压($PETCO_2$),即 $PETCO_2 = VCO_2 \times 0.863 / VA$,0.863 是气体容量转换成压力的常数。$PETCO_2$ 一般比 $PaCO_2$ 低几个 mmHg,而且在大多数情况下相关性良好。但如果通气/灌注比例、无效腔量和肺血流变化,那么 $PETCO_2$ 就不能精确反映 $PaCO_2$ 的变化,需做血气分析确定 $PaCO_2$。$PETCO_2$ 的数值可能有误,强调应显示波形。

图 4-1 显示一个正常呼吸周期中呼出气体内 CO_2 浓度或压力波形的变化。正常的 CO_2 波形呈矩形,一般可分为四相。①Ⅰ相位于基线零点,代表吸气停止,呼气开始,呼出的气体为气道内的无效腔气,此时 $PaCO_2 = 0$;②Ⅱ相是呼气上升

支,较陡直,随肺泡气排出和无效腔气混合,$PaCO_2$迅速上升;③ Ⅲ相时呼出气全部为肺泡气,$PaCO_2$变化很小,形成肺泡平台,其最高点代表$PaCO_2$,也就是$PETCO_2$值;④ Ⅳ相为吸气下降支,不含有CO_2的新鲜气体进入气道,CO_2曲线迅速而陡直下降至基线。

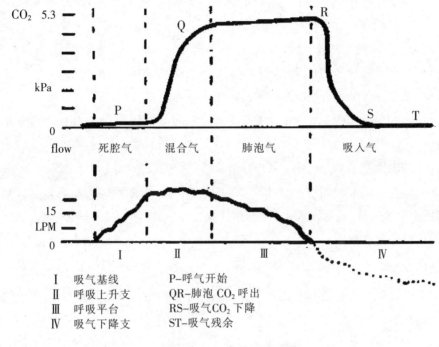

图 4 - 1　正常CO_2波形图

2.临床应用

$PETCO_2$监测可用于确定导管是否位于气管内的正确位置和通气量是否足够,也可以测量呼吸频率、呼吸模式以及气管内导管是否通畅,间接地监测神经肌肉阻滞的情况。目前临床主要用于:

(1)连续无创监测能反映$PaCO_2$,代替和减少创伤性检查,尤其使患儿可减少动脉采血的次数,减轻患儿痛苦。

(2)确定气管导管位置。$PETCO_2$是确定气管导管在总气管内的最可靠指标。如果导管误入食管,则没有CO_2正常波形或其浓度极低。经鼻盲探气管插管时,也可利用$PETCO_2$波形引导,当气管导管越接近声门口时,波形会越明显。

(3)监测机械通气时的通气量。根据$PETCO_2$调节呼吸机和麻醉机的呼吸参数。

（4）发现呼吸意外和机械故障。如呼吸回路接头脱落、回路漏气、导管扭曲、气道阻塞、活瓣失灵及其他机械故障。

（5）反映循环功能变化。患儿发生休克、心搏骤停及肺梗死时，肺血流量减少或停止，CO_2 浓度迅速为零，CO_2 波形消失，$PETCO_2$ 立即下降至 0，且变化早于 SaO_2 的下降。麻醉中 $PETCO_2$ 也可用于诊断空气栓塞。

（6）了解肺泡无效腔量及肺血流量变化。$PaCO_2$ 为有血液灌注的 $PaCO_2$，$PETCO_2$ 为有通气的 $PaCO_2$，若 $PETCO_2$ 低于 $PaCO_2$，$PETCO_2$ 增加或 CO_2 波形上升呈斜形，说明肺泡无效腔量增加及肺血流量减少。

（7）心肺复苏。$PETCO_2$ 用于作为复苏急救时心前区按压是否有效的重要监测指标，并可判断患儿的预后。此时，$PETCO_2$ 水平与心输出量为相应变化，如果心排血量（肺内血流量）增加，则 $PETCO_2$ 升高，两者相关性良好。

（8）体温升高和代谢增加时，$PETCO_2$ 迅速升高是早期发现恶性高热的最敏感的监测指标。另外，静脉注入大量 $NaHCO_3$ 时，$PETCO_2$ 可一过性显著增高。

3. $PETCO_2$ 波形分析

只有在呼吸和循环功能均维持正常时 CO_2 波形才会正常。$PETCO_2$ 数值正常为 35～45 mmHg，高于或低于该水平以及出现异常的 $PETCO_2$ 波形，常可能是多种因素引起：

（1）呼气末 CO_2 增高。其原因主要为二氧化碳产生增加或各种原因引起的通气量降低。

1）$PETCO_2$ 逐渐升高。主要原因是机械通气时通气不足，如存在气道阻塞、呼吸机小量漏气、机械通气或新鲜气流的设置不当等。若总通气量恒定，$PETCO_2$ 有增高趋势时，必须测量患儿体温以排除恶性高热。另外，过度加温、脓毒血症、腹腔镜手术时的 CO_2 气腹等情况，$PETCO_2$ 也可能逐渐增高。

2）$PETCO_2$ 突然升高。任何能使肺循环中的 CO_2 总量急剧升高的原因均可使 $PETCO_2$ 突然短暂升高，包括静脉注射 $NaHCO_3$、外科止血带松开时缺血区域的再灌注、主动脉钳夹后的释放等。

（2）呼气末 CO_2 降低和呼气平台正常。多数是由通气量过高所致，也可能由 $PaCO_2$ 正常时的无效腔通气增加所引起。

1）$PETCO_2$ 突然降低至零。呼气中 CO_2 波形消失常预示情况危急。$PETCO_2$

突然降低最常见的原因是心排出量下降、静脉塌陷性低血压、肺栓塞引起的肺区域性低灌注、呼吸回路接头脱落或气道堵塞。

2）$PETCO_2$下降但未低至零。面罩或气囊漏气；主流式监测仪传感器位置不当时可产生类似图形，气道压的测定有助于确诊。

3）持续低CO_2浓度。没有正常的平台或平台缺失，说明吸气前肺换气不彻底或呼出气被新鲜气流所稀释，后者可在低潮气量和高气体采样时发生。如同时听诊有异常呼吸音（如喘鸣音、啰音），说明肺排气不彻底、支气管痉挛或分泌物增多造成小气管阻塞；气管内吸引可纠正部分阻塞。

（3）呼气末CO_2波形平台异常。

1）呼吸平台期出现不规则波形。CO_2描记图上的波形出现裂隙或切迹提示存在小潮气量的自主呼吸。

2）平台偏低。在某些通气正常的情况下，波形可显示低$PETCO_2$波形和正常肺泡气平台。$PETCO_2$与$PaCO_2$之间存在较大差异时，可能是正常肺组织过度膨胀而使血流灌注受损，也可能与机器自检失灵或生理无效腔增大有关。

3）平台逐渐降低。当获得的CO_2波形正常，但$PETCO_2$在几分钟或几小时内缓慢降低，其原因可能与低体温、过度通气、全麻和（或）肺血容量不足、肺灌注降低有关。

（4）吸气中CO_2浓度超出基线但波形正常。最常见的原因是重复吸入无效腔气体。吸气相CO_2浓度的增高也可能是机器故障所致，如麻醉机单向活瓣关闭失灵、二氧化碳吸收剂耗竭或当使用半开放环路时新鲜气流量不足而引起重复呼吸。部分重复吸入的二氧化碳描记图形，可能受呼吸频率和潮气量的影响而有较大的变异，此时，应将二氧化碳描记图的感应探头或气体采样部位尽量接近气管导管，并尽可能减少与无效腔装置的连接。

（5）呼出气$PETCO_2$波形异常。上升段延长提示因呼吸道高位阻塞或支气管痉挛而致呼气流量下降，肺泡平台倾斜度增加，说明因慢性阻塞性肺部疾患或气管痉挛使肺泡排气不均。

（6）$PETCO_2$偏差。当$PETCO_2$降低，$PaCO_2$逐渐升高，说明肺泡通气不足或进入肺泡的CO_2增加，如恶性高热；$PETCO_2$逐渐下降，说明存在过度通气或循环系统的低排综合征；$PETCO_2$骤降是空气栓塞的早期表现，可以在循环系统出现症状之前诊断空气栓塞，在超声多普勒未能广泛应用的情况下，应常规持续$PETCO_2$监测。

5. PETCO$_2$ 监测的局限性

PETCO$_2$ 反映 PaCO$_2$ 的准确程度不同。主要由于 CO$_2$ 波形的变化取决于多种因素,包括 CO$_2$ 产量、肺换气量、肺血流灌注及机械故障等生理或技术方面的影响。其中任何一种原因都可使 CO$_2$ 波形发生改变或在气道内突然消失,提示患者的肺气流、通气系统或供气系统有问题。

(1)生理因素。对 PETCO$_2$ 影响最大的生理因素是由于无效腔通气的产生。在呼吸、循环功能正常时,肺泡通气/血流比例(V/Q)匹配良好,PaCO$_2$ 与 PETCO$_2$ 的差值几乎等于零。但在某些病理状态,肺泡通气/血流(V/Q)及肺血流/全身血流(Qp/Qs)的比值发生变化,PETCO$_2$ 就不能代表 PaCO$_2$。除有严重的肺病理性改变或有急性肺事件(如肺栓塞)的发生外,儿科患者最常见的无效腔通气增加可见于发绀型先心病患儿,特别是右向左分流且肺血流减少者,PETCO$_2$ 和 PaCO$_2$ 之间的差值明显增加,可高达 10 ~ 20mmHg,此时需直接监测 PaCO$_2$ 以了解通气情况。

对于新生儿和小婴儿来说,由于机械无效腔与潮气量比值大、呼吸频率较快、新鲜气流量大、采样量过高、呼吸回路中无效腔增加或无套囊的气管导管周围漏气增加等原因,PaCO$_2$ 与 PETCO$_2$ 之间的相关性较差。Badgwell 等人证明,在体重 < 12kg 的患儿气管内导管近端的气体采样测得的 PaCO$_2$ 往往低于真实值,年龄越小,PaCO$_2$ 和 PETCO$_2$ 差异越大,并呈指数变化。PaCO$_2$ 在小婴儿监测时,常显示缺乏近似的肺泡平台期。呼吸频率过快时,PaCO$_2$ 监测结果偏低的原因为:①潮气量小和呼吸频率快,呼气不完全,肺泡气不能在呼气期完全排出,呼出气不能代表肺泡气;②呼吸频率(f) > 30 次/分钟,CO$_2$ 监测仪反应时间大于患者呼吸周期,导致 PaCO$_2$ 估计过低。另外,在低流量情况下,由于吸入的新鲜气流的稀释作用,也可使测得的 PaCO$_2$ 低于实际值。但如果给予适当条件(f < 20 次/分钟,VT = 15mL/kg,使用可插入气管导管深部的特制细导管采样)则两者可表现出良好的相关关系,必要时须查血气(PaCO$_2$)进行对照。

(2)技术因素。PaCO$_2$ 监测的主要技术误差来源于水蒸气。此外正确的测量还涉及呼出气体的流量及速率、吸入气体流率(旁流分析)、新鲜气体流率、呼吸回路的类型、采样室的回路位置(主流分析)或吸入管道腔隙(旁流分析)等环节。

第五节　神经功能及麻醉深度监测

一、脑功能

(一)脑血氧饱和度仪

又称经脑近红外光谱仪(NIRS),用于监测脑皮质氧饱和度(rSCO$_2$)。仪器利用血红蛋白对可见近红外有特殊吸收光谱的特性进行血氧定量和血流动力学监测。与脉搏血氧饱和度不同,其测量的是大脑局部脑组织的动脉血和静脉血氧饱和度的混合值,可反映脑氧的供需平衡,且不受低温、无搏动血流和停循环的明显影响,正常值为72%±6%。

(二)经颅多普勒超声(noninvasive transcranial Doppler ultrasound,TCD)

TCD仪借助脉冲多普勒技术和2MHz发射频率,使超声声束得以穿透颅骨较薄的部位,直接描记脑底动脉血流的多普勒信号,以获取脑底动脉的血流动力学参数,来反映脑血管功能状态。如体外循环期间TCD的监测,有利于及时发现由于脑血流量、灌注压力、温度等因素改变所致的脑灌注变化,采取措施防止脑低灌注的发生,避免脑缺血损害。也可用于控制性降压时的脑血流(CBF)监测和CBF自动调节功能的监测。TCD还能十分敏感地检测出动脉中的微气栓。

二、麻醉深度

为了消除患者疼痛、保障患儿安全和创造良好的手术条件,术中需要合理应用镇静药、肌松药和其他药物以提供适当深度的麻醉。由于不同患儿对麻醉药的反应各不相同,进行麻醉深度监测就能为术中知晓、维持适当的麻醉深度和掌握苏醒时间提供依据。

（一）判断麻醉深度的临床体征

对临床体征的观察是判断麻醉深度最基本的方法。临床体征是机体对外科伤害性刺激的反应和麻醉药对这些反应抑制效应的综合结果。

1. 呼吸系统体征

受肌松药及呼吸系统疾病的影响,在未用肌松药时,随着麻醉的加深,分钟通气量降低,呼吸慢而规则。此外,浅麻醉易诱发呃逆、呛咳和支气管痉挛。

2. 心血管体征

不同的麻醉深度会引起心率和血压的改变,如血压和心率多数情况下(除氯胺酮)会随麻醉加深而下降。但更多情况下反映的是麻醉药、手术刺激、肌松药、原患疾病、其他用药、失血、输血和补液等多种因素综合作用的结果。

3. 眼征

受肌松药、眼病和眼药的影响。

（1）瞳孔。麻醉深度适当时,瞳孔中等偏小;麻醉过深或过浅时瞳孔扩大。麻醉很深时,瞳孔可变为椭圆形;瞳孔大小亦受麻醉性镇痛药和抗胆碱能药物的影响。

（2）对光反射。浅麻醉时,对光反射较明显,大多数吸入麻醉药浓度达2.0 MAC时都可抑制对光反射。

（3）眼球运动。随麻醉加深而减少,直到固定;但氯胺酮麻醉时眼球会发生水平位的不自主运动,与麻醉深度不成比例。

（4）眼泪。麻醉较浅时泪多,溢出眼眶。

4. 皮肤体征

浅麻醉时,交感神经兴奋可引起出汗,以颜面和手掌多见,但出汗可受抗胆碱能药物、环境湿度和温度的影响。

5. 消化道体征

受肌松药、消化道疾病、抗胆碱药物、自主神经系统疾病的影响。浅麻醉中,吞咽和呕吐较易发生,随麻醉加深,吞咽反射逐渐受到抑制,肠鸣音、唾液及其他分泌物也逐渐受到抑制。

(二)麻醉深度的仪器监测

1. 脑电图(EEG)

清醒时脑电活动以 β 波(13~30Hz)为主,睡眠时以 α 波(8~12Hz)为主;麻醉诱导后首先出现快波(γ 波,其频率为 30Hz 以上);随着麻醉加深,脑电活动的频率减慢,波幅降低,以 θ 波(4~7 Hz)和 δ 波(0.5~3 Hz)为主。当麻醉继续加深则出现抑制波,苏醒时则 θ、α、β、γ 波增加,波幅增高,频率加快。虽然脑电活动可反映麻醉的深度,但影响 EEG 的因素很多,不同的麻醉药对脑电活动会产生不同的脑电波形,使脑电图的分析较为困难,实用性受到限制。

2. 脑电双频谱分析(bispectral analysis)

是通过分析脑电图各成分之间相位偶联关系而确定信号的二次非线性特性和偏离正态分布的程度。运用多元逐步回归分析,计算出脑电双频谱指数(bispectral index, BIS)。它反映大脑皮质的兴奋和抑制状态,故能监测镇静成分。1998 年,美国 FDA 便批准了由 BIS 作为麻醉深度、镇静水平等的监测指标。BIS 值越小,镇静程度越大,两者的相关性良好。在成人,适宜的麻醉深度 BIS 值为 40~60,低于 40 为深麻醉状态,而 BIS 值 70~90 为镇静状态。BIS 运算法则是根据成人在麻醉药物浓度不同、临床目标不同的情况下,综合分析其原始脑电图而形成的值,由于婴幼儿的脑电图随大脑的发育而改变,不同年龄段的大脑发育及突触形成的不同,不同年龄组患儿的 BIS 值与麻醉深度的相关性特征还有待于进一步的研究。这使得 BIS 在小儿中的实用性受到一定的限制。但总的来说,小儿 BIS 值对麻醉深度的反映与成人还是比较接近的,仍能为小儿麻醉提供有用的临床信息。

3. 诱发电位(evoked potential, EP)

是在刺激外周神经后,冲动传导通路各级神经元和大脑皮质特定部位的短暂电兴奋现象。诱发电位早期出现的特异性波代表对特定刺激产生反应的神经结构的电活动,后期则是神经冲动传导引起的非特异性波。常用的诱发电位有躯体感觉诱发电位(somato sensory evoked potential, SSEP)、听觉诱发电位(brainstem auditory evoked potential, BAEP)和视觉诱发电位(visual evoked potential, VEP)。多种吸入麻醉药和静脉麻醉药对上述 3 种诱发电位的潜伏期和波幅都有与剂量相关的影响。在麻醉手术中可用于判断麻醉深度、监测中枢神经系统的缺血缺氧和研究麻醉药物的作用等。

（1）听觉诱发电位（BAEP）。指听觉系统接受声音刺激后，从耳蜗至各级皮质中枢产生的相应生物电活动。利用外源加入自回归法，计算出听觉诱发电位指数以及各种音响刺激所引起的诱发电位。可用于新生儿听觉功能的筛查或后颅窝手术中监测脑干和听神经功能等。

（2）躯体感觉诱发电位（SSEP）。以微弱电流刺激被试者肢体或指（趾）端所引起的诱发电位，刺激点一般位于桡神经或尺神经。刺激后可通过头皮电极采集的脑电信号处理后形成体感诱发电位图。根据振幅和时限的变化来判断麻醉的深度，还可以用于监测脊柱手术时的脊髓功能。

（3）视觉诱发电位（VEP）。以闪光、各种图像和文字，甚至人物面部表情等视觉刺激所引起的诱发电位。闪光 VEP 适用于婴幼儿和麻醉状态下的不合作者，但因其波形和潜伏期变化大，阳性率较低而限制在手术中的应用。

4. 麻醉熵

当全麻加深时 EEG 的变化由不规则到规则，同时额肌电图（FEMG）也逐渐规律。熵的值与患者的麻醉状态相关。熵的值高则提示采集的 EEG 和 FEMG 的电信号呈高度不规则性，患者处于清醒状态。电信号越规则，麻醉熵越低，有意识的可能性越低。

此外，指端容积描记图、心率变异性分析（heart rate variability，HRV）、食管下段收缩性（LEC）都可以用于麻醉深度监测。随着麻醉的加深，外周血管趋于舒张，患者的心率变异将会减少或消失，食管下段肌肉自发性食管下段收缩性（SLEC）的频率减慢。

第六节　其他监测

一、尿量监测

留置导尿管，测定每小时尿量，可直接了解肾灌注情况，并间接反映内脏器官灌注情况，常用于心血管手术、颅脑手术、休克患者、其他重危患者和长时间手术患者。

二、体温监测

婴幼儿由于体表面积相对较大,加之体温调节中枢发育不完善,易受环境温度的影响。临床上根据手术要求分别进行中心体温及体表温度监测。常用的方法有经皮、直肠、食管或口咽温度监测,能较好地反映躯体中心温度变化。皮肤温度是心输出量的可信指标,可间接指示全身灌注状态。特别在婴幼儿体温下降时可降低某些麻醉药、肌松药的代谢速率,使麻醉后苏醒延迟,并增加手术部位的出血。低体温还可导致麻醉苏醒期的寒战,使氧耗量增加。因此,术中应积极预防体温进一步的丧失。婴幼儿用电热毯及辐射加热效果较好,增加体表的布类覆盖,加热和湿化麻醉气体,以减少对流和蒸发散热。婴幼儿手术麻醉期间引起体温升高的因素也很多。体温升高可使氧耗量增加,极易产生呼吸性及代谢性酸中毒;体温升高,出汗增加,造成血容量相对不足。一旦体温过高,首先查明原因,积极采取降温措施,并警惕恶性高热的发生。

三、神经肌肉阻滞监测

小儿尤其是新生儿肝脏功能未发育成熟,故药物选择和剂量方面多有讲究。另小儿药物个体差异较大,儿科麻醉在使用肌松剂的患儿中使用四个成串刺激(train-of-four, TOF)可较准确地监测神经肌肉恢复,及时追加药物或使用肌松拮抗药物。

除上述常用的监测项目外,对有些患者和手术还须进行一些特殊监测,如颅脑手术时需监测颅内压,糖尿病和胰岛细胞瘤患者需监测血糖,体外循环下手术的患者需监测凝血功能指标和血清钾等。

参考文献

1. 陈煜,连庆泉. 当代小儿麻醉学. 北京:人民卫生出版社,2011

2. 陈煜. 实用小儿麻醉技术. 中文翻译版. 北京:科学出版社,2011

3. Perkin RM, Anas N. Pulmonary artery catheters. Pediatr Crit Care Med, 2011,12(4 Suppl): S12－20

4. 蔡捍东,刘辉,谷祖利. 婴幼儿手术中的无创监测. 中国医刊,2004,39(11):14－16

5. 刘少星,刘丹彦. 儿科麻醉监测进展. 医学综述,2009,15(21):3301 - 3305

6. 黄建平. 关于小儿麻醉深度监测的研究现状. 微量元素与健康研究,2015,32(1):58 - 59

7. 葛家丽. 脉搏血氧饱和度监测的影响因素. 护理实践与研究,2011,8(5):113 - 115

8. 王俊科,王多友,王凤学等. 美国麻省总医院临床麻醉手册. 翻译版. 沈阳:辽宁科学技术出版社,1999

9. 张学忠,李海波,张临友. 小儿中心静脉置管 56 例体会. 哈尔滨医科大学学报,2006,40(4):271 - 274

第五章　小儿围术期液体管理

体液是人体的重要组成部分,保持其生理平衡是维持生命的重要条件。体液中水、电解质、酸碱度、渗透压等的动态平衡依赖于神经、内分泌、肺,特别是肾脏等系统的正常调节功能。小儿的水、电解质、酸碱及食物成分按单位体重的进出量大,尤其是婴儿在生后数月内肾功能不如成人健全,常不能抵御或纠正水或酸碱平衡紊乱,其调节功能极易受疾病和外界环境的影响而失调。由于这些生理特点,水、电解质和酸碱平衡紊乱在儿科临床中极为常见。同时,小儿新陈代谢旺盛,机体各系统的调节功能随着年龄的增长而不断完善。外科疾病、麻醉及手术创伤均可使患儿的循环系统、水电解质及酸碱平衡发生一系列复杂的变化。在麻醉期间,保持小儿体内水、电解质、酸碱度、渗透压等的动态平衡是手术顺利进行前提。对不同年龄段小儿生理病理特点及伴随其生长发育的变化的了解,才能对患儿围术期的体液的量、质做出正确的估计和判断,才能进行合理、正确的液体治疗。

第一节　小儿体液的生理特点

一、体液的总量和分布

人体大部分是由体液组成的,从胎儿期到儿童期的生长发育过程中,体液所占体重的比例发生着巨大的变化。总体而言,年龄越小,体液总量相对越多,10 周龄胎儿体内水分含量所占体重的比例高达 94%,足月新生儿为 75%,1 周岁婴儿为

65%,已接近成人55%~60%的水平。体液(total body fluid, TBF)分为细胞外液(extra cellular fluid,ECF)和细胞内液(intra cellular fluid,ICF)两部分。ECF和ICF的比例随年龄增长和体液分布的转移而发生变化。小儿细胞外液包括血浆和组织间液(包括淋巴液),占体重的比例较成人大,主要是组织间液的比例相对较高,而血浆和细胞内液量的比例与成人相近。血浆和组织间液共同构成了功能性细胞外液量。细胞外液还包括非生理功能性或转运至第三间隙的细胞液。

二、小儿体液的成分组成

小儿体液成分(表5-1,表5-2)与成人相似,唯新生儿在出生后数日内血钾、氯、磷和乳酸偏高,血钠、钙和碳酸氢盐偏低。

表5-1　细胞内、外液的成分

成分	细胞外液	细胞内液
渗透浓度(mOsm/L)	290~310	290~310
阳离子(mmol/L)	155	155
Na^+	138~142	10
K^+	4.0~4.5	110
Ca^{2+}	2.3~2.5	
mg^{2+}	1.5	20
阴离子(mmol/L)	155	155
Cl^-	103	
HCO_3^-	27	10
PO_4^{2-}	1.5	
有机酸	6	
蛋白质	16	40

表5-2 各种体液的成分

来源	Na$^+$ (mmol/L)	K$^+$ (mmol/L)	Cl$^-$ (mmol/L)	HCO$_3^-$ (mmol/L)	pH 值	渗透浓度 (mOsm/L)
胃液	50	10 ~ 15	150	0	1	300
胰液	140	5	50 ~ 100	100	9	300
胆汁	130	5	100	40	8	300
肠引流液	130	15 ~ 20	120	25 ~ 30	8	300
腹泻	50	35	40	50		
碱性汗液	50	5	55	0		
血液	140	4 ~ 5	100	25	7.4	285 ~ 295
尿液	0 ~ 100	20 ~ 100	70 ~ 100	0	4.5 ~ 8.5	50 ~ 1400

　　细胞内液和细胞外液的电解质组成有显著的差别。细胞外液的电解质成分能通过血浆精确地测定。正常血浆阳离子主要为 Na$^+$、K$^+$、Ca^{2+} 和 Mg^{2+},其中 Na$^+$含量占该区阳离子总量的90%以上,对维持细胞外液的渗透压起主导作用。血浆主要阴离子为 Cl$^-$、HCO$_3^-$ 和蛋白,这3种阴离子的总电荷与总阴离子电位差称为"未确定阴离子"(undetermined anion,UA),主要由无机硫和无机磷、有机酸(如乳酸)、酮体等组成。组织间液的电解质组成除 Ca^{2+} 含量较血浆低一半外,其余电解质组成与血浆相同。细胞内液的电解质测定较为困难,且不同的组织间有很大的差异。细胞内液阳离子以 K$^+$、Ca^{2+}、mg^{2+} 和 Na$^+$ 为主,其中 K$^+$ 占78%。阴离子以蛋白质、HCO$_3^-$、HPO$_4^{2-}$ 和 Cl$^-$ 等离子为主。

三、不同年龄阶段输液的特殊性

　　胎儿娩出后,随着年龄的增大,体液的生理代谢发生着改变,有着不同的生理特点,新生儿和婴幼儿的特点尤其突出。健康小儿尽管每天的水和电解质摄入量有很大的波动,但体内液体和电解质的含量保持着相当的稳定,即水的摄入量大致等于排泄量。

　　机体主要通过肾(尿)途径排出水分,其次为经皮肤和肺的不显性失水和消化道(粪)排水,另有极少量的水贮存在体内供新生组织增长。正常情况下,水通过皮肤和肺的蒸发,即不显性失水,主要用于调节体温。每天人体产生热量的1/4左右是通过皮肤和肺蒸发水分而丧失的,且往往是失去纯水,不含电解质。小婴儿尤其是新生儿和早产儿,要特别重视不显性失水量,新生儿成熟度愈低、体表面积愈大,呼吸频率快、体温及环境温度高、环境的水蒸气压越小,以及活动量大,这些因素使不显性失水量越多。不显性失水量不受体内水分多少的影响,即使长期不进水,机体也会动用组织氧化产生和组织中本身含有的水分来抵偿,故在供给水分时应将其考虑在常规补液的总量内。

(一)新生儿

刚出生后的几天内,新生儿的体重可因水与电解质的丢失而下降高达5%～7%。出生第1天的液体需要量相对较低,数天后液体丢失及需求量逐渐增加。新生儿的体液总量、细胞外液和血容量与体重之比均大于成人,年龄越小相对含水量越多,新生儿细胞外液相对较多,因喂养不当、丢失太多或补充不足,易发生低血容量,严重的可导致低血压和外周循环不良,引起低氧血症和酸中毒,导致动脉导管开放并可能恢复胎儿循环。

新生儿心脏的储备能力有限,心血管系统的反应性较差。肺脏和心血管系统对水失衡的代偿极其有限,容易出现心衰,由于新生儿的两侧心室壁厚度相近,所以往往会发生全心衰。新生儿的毛细血管内皮细胞的功能不够完善,轻微的炎症反应就可导致毛细血管的通透性增高,发生毛细血管渗漏综合征,故新生儿及时补充液体成分、减少炎性介质的刺激,具有重要的临床意义。

新生儿细胞外液高于成人,但肾功能发育尚未完善,肾小管也未充分发育。新生儿在短时间内接受中等量的液体时能使尿量增加,但对过量液体的排泄能力很差,体内一旦液体稍多,容易发生水中毒,由于肾脏的尿液浓缩能力不及稀释能力,容量减少比容量过多可能会带来更严重的问题。然而,新生儿期肾功能的发育迅速,1岁时可达成人水平。年龄越小,液体的储备能力越小。当摄入减少或丢失液体增多时,可容易发生脱水,并影响循环功能,导致休克的发生;同时肾脏处于不成熟状态,对水、电解质的调节能力明显不足,一旦体内液体稍多,又容易发生水中毒,导致全身水肿和心力衰竭。临床应仔细检查患儿的各种体征,一旦发现新生儿有容量的过多或不足时都应及时给予利尿剂或补液。

1岁以内的新生儿肾脏功能还没有发育完全,排钠能力低,易于储钠,若摄入钠盐过多,易发生高钠血症,但早产儿保钠(回吸收钠)能力亦低,尿的基础排钠量

（失钠）较多，如输液中完全不含钠，又易于失钠而发生低钠血症。新生儿肾脏对葡萄糖、无机磷、氨基酸及碳酸氢盐的吸收也较差。新生儿排泄代谢产物能力较差，摄入氯化钠过多时容易产生高氯性的酸中毒。由于新生儿对液体过量或脱水的耐受性均较差，输液及补充电解质时均应精细调节。对新生儿有效循环容量的判断除了测量血压以外，末梢循环的色泽、皮肤温度、湿度及弹性也是非常重要的参考指标。尿量在新生儿期相对较多，但肾的浓缩功能不足，不能按照成人 1mL/（kg·h）的最低标准，在出生后第 1 周尿量甚至可达到 13～20mL/（kg·h）。

足月新生儿的糖原储备约占体重 5%，出生后的 24～48 小时内，胎儿期已有的糖原储备大部分被分解和消耗，此时，通过糖原异生的方式以约 4mg/（kg·min）的速度产生葡萄糖。出生前胎儿血糖在母体水平的 64%～70%。由于新生儿体内糖原和脂肪，对术前禁食及液体限制的耐受性较差，故术前禁食时间应适当缩短，术中适量输注含葡萄糖的液体，并定时检查血糖和调整输注速度，以免血糖过高。

（二）婴幼儿

进入婴儿期，动脉导管关闭，心脏的两心室逐渐出现区别，左心室壁肌肉开始变厚，收缩力量增强，但心脏的储备能力仍主要依靠变频（加快心率）来实现，因此婴儿对容量过多的耐受能力仍然较差，虽然发生全心衰竭的概率比新生儿小，但在容量过多时，仍容易发生心力衰竭。

婴儿肾脏的尿液浓缩功能和电解质的调节功能比新生儿有较大的改善，对容量和电解质的过多和不足有部分的调节能力，但仍显不足。婴幼儿肾脏浓缩能力与成人相比还是很差，只能使尿液浓缩到约 700mOsm/L（比重 1.020），而成人可使尿液浓缩到 1400mOsm/L（比重 1.035），因此，婴儿排泄同等量溶质所需液体量较成人为多，尿量也因而相对较多。正常情况下，9～12 岁时，肾功能才能发育成熟，所以，当婴儿在体内液体摄入量不足或失水量增加时，仍然可能会超过肾脏浓缩能力的限度，发生电解质和代谢产物在体内的蓄积，引起代谢性酸中毒和高渗血症。另外，婴儿每日肾脏溶质负荷为 10～30mOsm/100kcal（低值为母乳喂养儿，高值为牛乳喂养儿），禁食时蛋白分解增多和产生酮酸可使肾脏溶质负荷增加达 30mOsm/100 kcal。根据尿液溶质负荷及肾脏稀释浓缩能力可计算出排尿所需的液体量，用来指导液体的治疗。

（三）少儿期

少儿的各个器官，尤其是心脏、阻力调节系统、容量储备系统及肾脏对尿液的浓缩和肾小球的滤过率均迅速接近成人,到 12 岁时,除了骨骼、肌肉系统尚未达到成人水平外,其余脏器的功能已基本达到成人水平,这时对于容量的管理、判断及处理可以与成人相类比。

第二节 围术期液体治疗

小儿围术期进行液体治疗是保证手术安全的重要举措,只有维持正常的水、电解质的稳定和酸碱平衡,各个组织器官才能够维持正常的生理功能。液体治疗的主要目标是满足两类需要:维持输液和补充输液。从而提供基础代谢的需要(生理需要量),补充术前禁食和手术视野的损失量,维持容量和电解质的平衡,继而维持心血管系统的稳定、器官灌注和组织氧合。因而,术中液体治疗的目的应包括:①补充术前欠缺量;②补充不显性失水量及维持必要的尿量;③提供体内化学反应及酸碱平衡必需的电解质;④提供能量;⑤补充丢失的蛋白质,维持胶体渗透压正常;⑥补充体外丢失量及体内转移量;⑦补充因麻醉引起的液体丢失。

一、液体治疗量的评估

在确定手术期间的液体治疗量时应包括:①术前禁食、呕吐等所致的失液量;②维持生理需要量;③麻醉引起的失液量,其中必须了解"相对量";④了解"手术所致的失液量";⑤术中液体转移量。同时,"小儿的液体管绝对量"的基本观念,例如,足月新生儿超量输入 100mL 液体,相当于成人多输 1000～2000mL;同样,在早产儿,如失血 45mL,已相当于其循环血容量的 50%。

(一)术前失水状况的评估

婴幼儿可通过观察结膜、眼球张力和前囟饱满度等体征对失水程度进行粗略评估。因为水的利用与能量代谢相平行,能量代谢与体表面积相关,新生儿体表面积是成人的 3 倍,代谢率亦高于成人,尽管相对液量多于成人,但体液绝对量明显少于成人。而体表面积与体重相关,所以为了临床应用方便,可以按体重来估计小儿对水的需求,即通过脱水量占体重的百分比来估算儿童的缺水量(例如,脱水 5% 的 10kg 儿童,水分的欠缺量约为 500mL)。临床体征往往只能提供液体缺乏的近似值,在紧急情况下,儿童体重的减少是判断脱水的良好指征:①轻度脱水,常表现为进行性加重的口渴和黏膜干燥;②中度脱水,气促、发冷、末梢苍白、毛细血管充盈时间延长;③重度脱水,易激惹、嗜睡、呼吸深而慢,以及囟门凹陷。重度脱水晚期还可能出现酸中毒和低血压。血常规的监测、生化检查将有助于确定脱水是低渗性(血浆渗透压 <270mOsm/L,血钠 <130mmol/L)、等渗性(血浆渗透压为300mOsm/L,血钠 130~150mmol/L)或高渗性(血浆渗透压 >310mOsm/L,血钠 >150mmol/L)。

术前的失水量在各种情况下变化很大,择期手术的患儿,因术前禁食多有轻度液体不足的现象。术前应该详细询问患儿的病史、仔细观察患儿的体态特征,反复评估患儿的容量状况。无论是儿童还是成人,术前2小时饮用清饮料并不会改变麻醉诱导时胃的饱和容量。此外,减少禁食时间可以让患儿更舒适,并减少机体缺水的程度。严重创伤、肠梗阻、有胸、腹水的患儿伴有大量的第三间隙的容量转移,术中往往对液体的估算不足。术前有发热、呕吐和腹泻等临床情况者可伴有不同程度的脱水。手术期间,如出现血流动力学不稳定的症状,如尿量减少、心动过速、轻度低血压或末梢灌注不良等,应首先考虑有关情况,依据热卡消耗的基础代谢率估计液体需要量,而不单纯依据按体重或体表面积的计算,但在手术期可参考1957年 Holliday 和 Segar 提出的根据患儿体重按小时计算液体需要量。汗液属显性失水,也是调节体温的重要机制,与环境温度及机体的散热机制有关。小儿排泄水的速度较成人快,年龄愈小,出入量相对愈多。婴儿每日水的交换量为细胞外液量的1/2,而成人仅为1/7,故婴儿体内水的交换率比成人快3~4倍。因婴儿对缺水的耐受力差,在病理情况下如进水不足同时又有水分继续丢失时,由于肾脏的浓缩功能有限,将比成人更易脱水。

脱水是指水分摄入不足或丢失过多所引起的体液总量尤其是细胞外液量的减少,脱水时除丧失水分外,尚有钠、钾和其他电解质的丢失。体液和电解质的丢失的严重程度取决于丢失的速度及幅度,而丢失体液和电解质的种类反映了水和电解质(主要是钠)的相对丢失率。

(1)脱水的程度。脱水的程度常以丢失液体量占体重的百分比来表示。因患者常有液体丢失的病史及脱水体征,在临床如患者无近期的体重记录,体重下降的百分比常可通过体检及询问病史估计。一般根据前囟、眼窝的凹陷与否、皮肤弹性、循环情况和尿量等临床表现综合分析判断。常将脱水程度分为三度:

1)轻度脱水:表示有3%～5%体重减少或相当于体液丢失30～50mL/kg。

2)中度脱水:表示有5%～10%的体重减少或相当于体液丢失50～100mL/kg。

3)重度脱水:表示有10%以上的体重减少或相当于体液丢失100～120mL/kg。

中度与重度脱水的临床体征常有重叠,有时使估计单位体重的液体丢失难以精确计算。

(2)脱水的性质。脱水的性质常常反映了水和电解质的相对丢失量,临床常根据血清钠及血浆渗透压水平对其进行评估。血清电解质与血浆渗透压常相互关联,因为渗透压在很大的程度上取决于血清阳离子,即钠离子。低渗性脱水时血清钠低于130mmol/L;等渗性脱水时血清钠在130～150mmol/L;高渗性脱水时血清钠大于150mmol/L。但在某些情况下,如发生在糖尿病患者存在酮症酸中毒时,因血糖过高或在患者应用甘露醇后,血浆渗透压异常增高,此时的高渗性脱水也可发生在血清钠水平低于150mmol/L。临床上等渗性脱水最为常见,其次为低渗性脱水,高渗性脱水少见。

脱水的不同性质与病理生理、治疗及预后均有密切的关系。详细的病史常能提供估计失水性质与程度的信息,故应详细询问患者的摄入量与排出量、体重变化、排尿次数及频率、一般状况及儿童的性情改变。当患儿有腹泻数天,摄入水量正常而摄入钠盐极少时,常表现为低渗性脱水;当高热数天而摄入水很少时,将配方奶不正确地配成高渗或使用高渗性液体时,可出现高钠血症;当使用利尿剂、有肾脏失盐因素存在而摄入又不足时,可出现低钠血症。但是,当患儿有原发性或继发性肾源性尿崩症而水的摄入受限时,也可能发生高渗性脱水。一般腹泻的大便呈低渗,随着低渗液体的部分口服补充,使最终的脱水呈等渗性。

(3)临床表现。在等渗性脱水,细胞内外无渗透压梯度,细胞内容量保持原状,临床表现视脱水的轻重而异,在很大程度上取决于细胞外容量的丢失量。应注意在严重营养不良儿往往对脱水程度估计过重。眼窝凹陷常被家长发现,其恢复往往是补液后最早改善的体征之一。

1)轻度脱水:患儿精神稍差,略有烦躁不安;体检时见皮肤稍干燥,弹性尚可,眼窝和前囟稍凹陷;哭时有泪,口唇黏膜略干,尿量稍减少。

2)中度脱水:患儿精神萎靡或烦躁不安;皮肤苍白、干燥、弹性较差,眼窝和前囟明显凹陷,哭时泪少,口唇黏膜干燥;四肢稍凉,尿量明显减少。

3)重度脱水:患儿呈重病容,精神极度萎靡,表情淡漠,昏睡甚至昏迷;皮肤发灰或有花纹、弹性极差;眼窝和前囟深凹陷,眼闭不合,两眼凝视,哭时无泪;口唇黏膜极干燥。因血容量明显减少可出现休克症状,如心音低钝、脉搏细速、血压下降、四肢厥冷、尿极少甚至无尿。

低渗性脱水时,水从细胞外进入细胞内,使循环容量在体外丢失的情况下,因水向细胞内转移更进一步减少,严重者可发生血压下降,进展至休克。由于血压下降,内脏血管发生反射性收缩,肾血流量减少,肾小球滤过率减低,尿量减少,而出现氮质血症。肾小球滤过率降低的另一后果是进入肾小管内的钠离子减少,因而钠几乎全部被重吸收,加之血浆容量缩减引起醛固酮分泌增加,钠的回吸收更为完全,故尿中钠、氯离子极度减少,尿比重降低。若继续补剂≥电解质溶液,则可产生水中毒、脑水肿等严重后果。由于低张性脱水时细胞外液的减少程度相对较其他两种脱水明显,故临床表现多较严重。初期可无口渴的症状,除一般脱水现象如皮肤弹性降低、眼窝和前囟凹陷外,多有四肢厥冷、皮肤发花、血压下降、尿量减少等休克症状。由于循环血量减少和组织缺氧,严重低钠者可发生脑细胞水肿,因此多有嗜睡等神经系统症状,甚至发生惊厥和昏迷。当伴有酸中毒时常有深大呼吸;伴低血钾时可出现无力、腹胀、肠梗阻或心律失常;当伴有低血钙、低血镁时可出现肌肉抽搐、惊厥和心电图异常等。

在高渗性脱水,水从细胞内转移至细胞外使细胞内外的渗透压达到平衡,其结果是细胞内容量降低。而此时因细胞外液得到了细胞内液体的补充,使临床脱水体征并不明显,皮肤常温暖、有揉面感;神经系统可表现为嗜睡,但肌张力较高,反射活跃。由于细胞外液钠浓度过高,渗透压增高,使体内抗利尿激素增多,肾脏会吸收较多的水分,结果尿量减少。细胞外液渗透压增高后,水由细胞内渗出以调节细胞内外的渗透压,结果使细胞内液减少。因细胞外液减少并不严重,故循环衰竭和肾小球滤过率减少都较其他两种脱水轻。由于细胞内缺水,患儿常有剧烈口渴、高热、烦躁不安、肌张力增高等表现,甚至发生惊厥。由于脱水后肾脏负担明显增加,既要尽量回吸收水分,同时又要将体内废物排出体外,如果脱水继续加重,最终将出现氮质血症。

正常条件下每代谢 1kcal 热量需 1mL 水,因此,清醒儿童的热卡和水消耗是相等的。上述公式中,10kg 以下婴儿生理需要量为 100kcal/(kg·d),其中 50% 用于维持基础代谢,另 50% 用于生长发育。10kg 以上生长发育减缓,10kg 以上部分热卡需要相应减少为 50kcal/(kg·d),即(1000kcal+50kcal)/(kg·d)。20kg 以上生长进一步减缓,热卡需要减至 20kcal/(kg·d),即(1500kcal+20kcal)/(kg·d)。按公式计算的每日或每小时液体需要量仅供临床参考。在实际应用时,需要根据患儿对液体治疗的反应加以调整：如足月新生儿(胎龄 > 36 周)在出生后最初几天液体的维持需要量减少。低于 2kg 的早产儿液体治疗至少 4mL/(kg·d)或 100mL/(kg·d)，并应每日监测体重和电解质进行治疗评估。

儿童出现以下情况时液体维持需要量增加。发热(体温每升高 1℃，热卡消耗增加 10% ~ 12%)、多汗、呼吸急促、代谢亢进(如烧伤)、处于暖箱中或光照治疗中的儿童，失水量将明显增加，在计算需求量时应加以注意。

(二)补充性输液

补充性输液在于补偿不正常的失水，包括禁食、术前消化道失液(腹泻、呕吐、胃肠引流等)、术中手术创伤导致的局部液体丢失或失血。如补充因术前禁食引起的失水量，术前禁食历来受人们的重视，严格的术前禁饮、禁食是减少患儿误吸的关键。6 个月以内的婴儿，因食管下段括约肌发育不成熟易出现胃液反流，误吸风险率高于成人 2 倍。

(三)维持性输液

1. 补充生理需要量

婴儿、成人的误吸发生率分别为 1∶1000 和 1∶10 000。因而，长期以来传统的概念影响着人们，要求术前至少禁食 8 小时，并提出误吸危险性的标准是胃液残留量 < 0.4mL/kg，胃液 pH 值 = 2.5。但是，小儿代谢旺盛，体液丧失快，过长时间的禁食禁水可导致患儿因严重脱水和低血糖。

近年来，人们对缩短小儿术前禁食时间做了大量的研究，发现小儿清饮料的胃排空时间约为 2 小时，但固体食物的胃排空较慢，尤其是动物脂肪含量较高的膳食。尽管对术前禁食时间的具体方案尚未统一，但都认为小儿禁食时间不宜超过 8 小时，并允许喝清饮料(水或不含果肉的果汁)至麻醉诱导前的 2 ~ 3 小时，可降低脱水和低血糖的发生机会，有助于麻醉诱导的平稳而不增加反流误吸危险。清饮料只需 10 分钟左右即可从胃排空。适当地缩短禁食时间还可以改善小儿血流动力学和新陈代谢状况，并不会加大误吸的危险性。液量不足或急诊手术患儿，术前应补充液体，以保持心率、血压、末梢循环以及皮肤弹性正常。

术前禁食引起的失水量可以按禁食时间的倍数来计算，即正常维持量[mL/(kg/h)]×体重(kg)×禁食时间(h)。

2. 补充麻醉引起的失水量

由麻醉引起的失水量与麻醉方法及每分通气量有关，循环紧闭麻醉环路系统失液量为每升通气量 1 ~ 2.5mL/h，经无重复吸入装置吸入冷而干燥的气体时，经呼吸道损失的液体增加 2 ~ 3 倍。

3. 补充手术引起的失水量

补充手术过程中因不同手术创伤引起的液体丢失，以及体腔开放、浆膜下液体集聚引起的液体丢失。在手术过程中有部分功能性细胞外液转移为非功能性细胞外液，导致有效循环血量减少。体液转移量与创伤程度、组织暴露程度和持续时间有关，创伤等因素可改变内皮细胞维持血管壁完整性的能力，导致血管内水及盐分漏出至组织间隙。对于多数浅表手术，体液丢失的量为 1 ~ 3mL/(kg·h)；开胸手术为 3 ~ 5mL/(kg·h)；剖腹手术为 5 ~ 7mL/(kg·h)；而大面积的组织创伤、大面积创面暴露及内脏手术可增至 7 ~ 10mL/(kg·h)，甚至可达 15mL/(kg·h)，超过了维持生理需要量。儿童术中输液量可参考如下：

（1）第 1 小时

≤3 岁补充液体 25mL/kg

≥4 岁补充液体 15mL/kg

（2）其后每小时

维持输液 4mL/kg

维持输液 + 创伤补液

4mL/kg + 轻度创伤 2mL/kg = 6mL/(kg·h)

4mL/kg + 中等创伤 4mL/kg = 8mL/(kg·h)

4mL/kg + 重度创伤 6mL/kg = 10mL/(kg·h)

（3）补偿失血

全血或 3 倍于全血的液体量，补充平衡液量与失血量之比为 3∶1，胶体与失血量之比为 1∶1。

二、液体的选择

围术期可供选择的液体包括晶体液和胶体液。胶体液分为天然的胶体液和人工合成的胶体液，在手术中应根据患儿的需要，并考虑液体的 pH 值、离子含量、渗透压及含糖量等进行选择液体的种类(表5－3)。

表5－3   人体血浆及儿童常用静脉输液的成分

电解质 (mmol/L)	人体 血浆	生理 盐水	乳酸 林格液	醋酸 林格液	葡萄糖 5%	白蛋白 5%	经乙基 淀粉6%
Na$^+$	142	154	130	140	—	—	154
K$^+$	4.24	5	—	<2.5			
Cl$^-$	103	154	109	98		100	154
Ca^{2+}	5	—	3				
Mg^{2+}	3			3			
醋酸盐 (Acetate)	—			27			
乳酸盐 (Lactate)	1.2	—	28				
葡萄糖 (%)	—				5		
pH 值	7.4	5.0	6.5	7.4			4.5~5.5
渗透压 (mOsm/L)	290	308	274	295	252	330	310

就目前来说,醋酸林格液成分及 pH 值与细胞外液相近,能增加肾小球滤过率,具有高效、快速和安全等优点,且来源方便,但价格昂贵。晶体液在血管内的半衰期短,用量较大时会造成外周组织水肿,甚至肺水肿,只用于欠缺液量的补充,扩容效果较差。小儿围术期最常用的晶体液包括:①维持性液体,补充机体不显性的水分蒸发及排泄丢失量,以等张晶体溶液为主,如平衡液及葡萄糖溶液;②补充性液体,补充因术中渗出、出血而致的容量不足,以晶体液为辅;③治疗性液体,是指对于水电解质及酸碱平衡异常的患儿,临床上根据患儿血气分析等检查结果而输入特定的液体,如碳酸氢钠、氯化钾等;④对于小儿术中输不输糖的问题,争议一直比较大。一方面,小儿因长期禁食、糖储备较差,易引起低血糖,另一方面,手术和麻醉的应激可致血糖升高。目前较一致的看法是对于常规手术患儿,手术期间不必常规输葡萄糖液,但对一些特殊患儿,如早产儿、低体重儿、新生儿、糖尿病母亲的婴儿、接受全肠道外营养的儿童或长时间手术的患儿,术中应监测血糖,根据需要输注 2.5%~5% 葡萄糖溶液,同时避免单次静脉推注高渗葡萄糖。

胶体液为颗粒悬液,能有效地扩充血浆容量,颗粒体积越大,溶液在血管内作用的时间越长,颗粒越多,渗透压越大。在循环内颗粒的作用类似于血浆蛋白,可维持并升高血浆胶体渗透压,从而使组织液被吸入血管内,同时可限制和防止外周组织、肺间质中水肿液蓄积,使血浆量增加,故又称血浆增量剂(plasma expander)。胶体液的用量要小于晶体液,通常可等量输注补充血容量的丢失,但在创伤、急性和慢性败血症、烧伤以及蛇咬伤时,毛细血管壁通透性增加,胶体液也能从血液循环中外渗,因此其扩张血容量的作用时间缩短,需要额外的输液以维持血容量。胶体液有渗透性利尿作用,某些胶体液可能导致出血倾向(如右旋糖酐)、降低离子钙浓度(如白蛋白)、降低肾小球滤过率、影响血型交叉配型或致过敏反应(如右旋糖酐)等。常用的胶体液有白蛋白、合成的血浆代用液和明胶溶液。胶体的扩容效果80%~120%不等。常用的胶体液包括:①白蛋白,是天然的血浆制品,分子大小均匀,平均分子量为69 000,不容易经肾小球滤过,在循环中的消除半衰期为18~20天,每克白蛋白可结合18mL水,扩容效果好;②右旋糖酐,又称右旋糖苷,是多糖类高分子聚合物,分子量大,故在体内不被分解,易贮留在血管内,起到扩容效果;③羟乙基淀粉(hydroxyethyl Starch,HE5),是淀粉用经乙基置换的多糖类,其置换度越高,越接近高、中分子右旋糖酐;反之,则越接近低分子右旋糖酐;④明胶,是哺乳类动物如牛的大分子蛋白,可长期储存,不易降解,多数临床医师认为是比较理想的血浆代用品,对于低血容量的患儿,要注意入量,小心血液稀释引起的凝血功能障碍。

晶体液和胶体液各有优缺点:晶体液不良反应少,成本低,容易获得,但作用时间短,可能引起水肿,扩容效果差;胶体液作用时间较长,补充血容量时需要输入量较少,重量和体积较小,但成本高,可能引起循环超负荷,可能对凝血产生干扰,有过敏反应的危险。

三、电解质及酸碱平衡

人体进行新陈代谢的过程,实质上是一系列复杂的、相互关联的生物物理和生物化学反应的过程,而且主要是在细胞内进行的。这些反应过程都离不开水。体内水的容量和分布,以及溶解于水中的电解质浓度,都由人体的调节功能加以控制,使细胞内和细胞外体液的容量、电解质浓度、渗透压等能够经常维持在一定的范围内,这就是水与电解质的平衡。这种平衡是细胞正常代谢所必需的条件,是维持人体生命、维持各脏器生理功能所必需的条件。但是这种平衡可能由于手术、创伤、感染等侵袭或错误的治疗措施而遭到破坏。如果机体无能力进行调节或超过了机体可能代偿的程度,便会发生水与电解质平衡紊乱。当然,水与电解质平衡紊乱不等于疾病的本身,它是疾病引起的后果或同时伴有的现象。因此,应警惕因电解质紊乱产生的临床情况,对一些威胁生命的电解质紊乱应在实验室结果未回报前就采取积极措施予以纠正。围术期的液体治疗目的:一是容量上的保证,对术前液体的欠缺量和术中丢失的液体进行补充,以期维持循环的稳定;二是纠正电解质紊乱和酸碱失衡,保证内环境的稳定。

(一)钾的失衡

1. 高钾血症

(1)高钾血症的定义。血钾浓度高于其正常值范围(3.5～5.5mmol/L)称为高钾血症,高钾血症常由于细胞释放钾增多或肾脏排泌钾障碍所致,终末期肾衰竭患者通常由于严重的高血钾而表现出如明显乏力、心律失常等临床症状,医源性因素通常是造成高钾血症的主要原因,特别在肾功能障碍情况下。通常为了防止低钾血症而进行补钾治疗者会导致高钾血症;使用保钾利尿剂会造成高钾血症;服用非甾体类抗炎药物可通过对肾脏的直接效应而形成高钾血症。通过对可能造成高钾血症的原因进行识别,可以快速判断和治疗因高钾造成的心律失常。

(2)高钾血症的治疗。应根据血钾升高的严重程度和患者的临床情况进行治疗。轻度高钾血症(血钾5.0～6.0mmol/L),以排除体内的钾离子为主,如呋塞米1mg/kg 缓慢静注。中度高钾血症(血钾6.0～7.0mmol/L),以促进钾离子向细胞内转移为主,如碳酸氢钠5mmol 缓慢静注5 分钟以上,同时葡萄糖加胰岛素静滴15 分钟以上。严重高钾血症(血钾>7.0mmol/L)并伴有相应的心电图改变,以采取综合性治疗方法为主。

2. 低钾血症

(1)低钾血症的定义。血清钾水平<3.5mmol/L 称为低钾血症。与高钾血症相同,低钾血症时神经和肌肉(包括心脏)最常受累,特别是患者既往有其他的疾病如冠状动脉粥样硬化性心脏病(冠心病)。

(2)低钾血症的治疗。减少钾离子的进一步丧失,并给予补钾。当发生心律失常或严重低钾血症(血钾<2.5mmol/L)时应静脉补钾。补钾量可参考公式计算:(Cd-CA)×体重(kg)×0.3 = 所需补充的钾(mL)。式中 Cd = 钾的理想浓度

（4.0mmol/L）；CA ＝钾的实测浓度（mmol/L），补充钾的时候要连续监测心电图。

（二）钠的失衡

钠是细胞外液中主要的可交换阳离子，是影响血浆渗透压的主要因素。血清钠急骤升高会导致血浆渗透压增加，相反血清钠急骤下降会造成血浆渗透压的降低。正常情况下血管膜两侧的钠离子浓度和渗透压处于平衡状态。血清钠的急骤变化会造成水在血管腔的移动改变，直至血浆渗透压在这些部位再次达到平衡。血清钠急性下降，液体迅速转移至间质部位可以形成脑水肿。血清钠急骤升高会使水从间质转移到血管腔。对低钠血症纠正过快可引起脑桥髓鞘破坏和脑出血。因此，对高钠血症或低钠血症患者在纠正过程中应严密监测其神经功能状态。一般情况下，纠正血清钠应缓慢，注意在 48 小时内逐步控制血清钠绝对值变化，避免发生矫枉过正。

1. 高钠血症

（1）高钠血症的定义：血清钠浓度 >145mmol/L 称为高钠血症。高钠血症的常见原因是水丧失明显多于钠，比如糖尿病酮症或高渗性脱水时。高钠血症时水从间质移至血管腔，并使细胞内水移至细胞外，造成细胞内失水。脑细胞失水可引起神经症状，如精神状态改变、疲乏、易激动、淡漠，甚至昏迷或抽搐。

（2）高钠血症的治疗：纠正高钠血症的补液量可由以下公式计算：失水量 ＝（血清钠浓度 － 140）÷140 × 正常体液总量。正常的体液总量在男性约占体重的 50%，在女性约占 40%。计算出水丧失量之后，即以 0.5～1.0mmol/h 的速度补液来降低血清钠，在前 24 小时血钠下降勿超过 12mmol，应在 48～72 小时之间使血钠水平恢复正常。应随时注意患者的血钠水平和神经功能以防止纠正过快。

2. 低钠血症

（1）低钠血症的定义。血清钠浓度 <135mmol/L 称为低钠血症，通常是体内水负荷相对较钠水平增加，大多数患者有肾排泄功能降低，同时不断摄入水分。

（2）低钠血症的治疗。主要是补充钠和减少血管内水分。如果存在导致抗利尿激素过多的情况，则应严格控制入水量。补钠公式：钠需要量 ＝（Na^+ 目标值 － 现在 Na^+ 值）×0.6 × 体重（kg）。计算出钠需要量后，即可计算所需质量分数为 3% 的氯化钠（513mmol/L）的量，以需要量除以 513mmol/L，并进行补充。随时密切监测血钠水平和患者的神经状态。

(三)钙的失衡

钙是体内含量最多的矿物质,是维持骨骼和神经、肌肉功能,影响心肌收缩功能的重要元素之一。细胞外液中 1/2 的钙离子与白蛋白结合,另一半则是具有生物学活性的离子形式。血清钙离子水平与血清 pH 值和人血白蛋白水平关系密切,钙离子水平随 pH 值改变而改变。碱中毒时钙与白蛋白结合增多,因而离子钙水平下降,而酸中毒时离子钙水平升高。人血白蛋白与血清总钙水平呈正相关,但离子钙却与人血白蛋白的变化方向不一致。在低白蛋白血症时,血清总钙水平亦下降,但离子钙水平可以正常。在细胞膜上,钙可以拮抗钾和镁的效应,因此,钙剂是治疗高钾血症和高镁血症的有效方法。

1. 高钙血症

(1)高钙血症的定义。血清钙浓度 >10.50mmol/L 称为高钙血症。

(2)高钙血症的治疗。高钙血症最重要的是及时诊断原因,有针对性地进行原发疾病治疗。当出现严重高钙血症时,需要迅速扩充血容量,使用襻利尿药(严禁使用噻嗪类利尿药)。同时可以使用降钙素抑制骨吸收,增加尿钙排出。另外,还可以静脉注射磷酸盐治疗,使钙与磷酸盐结合,形成磷酸钙,但容易引起肾衰竭,应慎用。

2. 低钙血症

(1)低钙血症的定义。血清钙浓度 <2.13mmol/L 称为低钙血症。低钙血症可以发生于中毒休克综合征时、血清镁异常、肿瘤溶解综合征。

(2)低钙血症的治疗。对急性、症状性低钙血症应给予及时的治疗,可将 10 %葡萄糖酸钙 0.5mL/kg 稀释至 20mL 在 10 分钟内缓慢静脉推注。但须警惕因药物外渗可造成组织损伤,建议经中心静脉通路注射钙剂,注射时应连续监测 EGG。

(四)酸碱失衡及纠治

1. 代谢性酸中毒

临床最常见的酸碱失衡。原因包括:①HCO_3^- 丢失过多,如腹泻;②体液内源性或外源性固定酸增加,如缺氧、休克、心搏骤停时应用碱性药物的计算公式如下:应补碱量(mmol) = (正常 BE 值 - 实测值) × 体重(kg) × 0.3,可按 5% 碳酸氢钠 1.7mL = 1mmol 计算,先输入计算值的半量,再根据血气分析结果逐步纠正。

2. 代谢性碱中毒

大多系细胞外液中 HCO_3^- 原发性增高所致:①呕吐或胃液抽吸、幽门梗阻或利尿引起的 H^+ 丢失增加;②摄入或输注碳酸氢盐和乳酸盐过多使 HCO^- 过量负荷;H^+ 向细胞内移动等原因引起。在小儿外科中最常见的病因是肥厚性幽门狭窄,术前频繁呕吐可导致低氯低钾性代谢性碱中毒。虽然治疗原发病是治疗的根本,但仍需纠治碱中毒。一般情况下,只需输注生理盐水纠正脱水,即可纠治代谢性碱中毒。如伴有血钾降低的患儿,需同时补充钾盐。盐酸、氯化铵或盐酸精氨酸等酸性药物,仅适用于重症代谢性碱中毒需快速纠正时或伴有心力衰竭以及肾衰竭的患儿。必要时可考虑施行透析治疗。

四、小儿围术期液体治疗注意事项

(1)小儿输液的安全范围较小,婴幼儿更为明显,需要补充液量应精确计算,并及时反复评估液体的丢失量。

(2)补充溶液的选择取决于手术时间长短和丢失的液量多少。

(3)低血容量患儿应使用 10~20mL/kg 的初始大剂量等张晶体液或胶体液纠正,并在需要时重复应用。

(4)补液速度取决于失水的严重程度,小儿围术期输液时,还要注意控制单位时间内的输液速度及输入液量。婴幼儿术中补液使用微泵控制,精确计量,避免输液过量、过快。

(5)围术期输液期间应加强监测,通过评估心率、血压、尿量和毛细血管充盈时间等临床体征,并参考外科手术的性质和时间长短、失血量的预估、有无严重的心脏和呼吸变化等,必要时可选择有创监测以指导输液。在婴幼儿,收缩压常是反映血容量是否充分的有效指标。尿量也能较好地提示输液是否合宜,至少应能维持 $1mL/(kg \cdot h)$ 的尿量。必要时,测定血气、血糖和血细胞比容等。依据监测指标,随时调整输液量,以保证足够的循环血容量。

第三节   围术期输血

手术患儿需维持细胞外液容量和有效循环量,以确保细胞外液及循环血液中各种成分的相对稳定和保持毛细血管床的有效灌注,满足机体各系统间的正常交换,有效维持组织细胞正常代谢,增加患儿对手术的耐受力,并促进术后伤口的愈合和康复。通过输血可补充血容量,改善循环,增加血液携氧能力,提高血浆蛋白质,增进免疫和凝血功能。

一、贫血的评估

(一)术前

患儿血红蛋白应该大于100g/L,低于此标准,麻醉危险性增加。输注4mL/kg的浓缩红细胞可增高血红蛋白1g/L;输注1mL/kg浓缩红细胞可使血细胞比容(Hct)增加1%~1.5%。预计手术出血达血容量10%或以上时,术前应配血型并充分备血。

(二)估计血容量

血容量在早产儿为90~100mL/kg,足月新生儿80~90mL/kg,按体重计算的血容量随年龄增长而相对减少,术前了解血容量范围以及血容量的丢失情况在小儿尤为重要,在估计小儿血容量时还需考虑患儿的个体差异。

(三)估计失血量

术中应用综合反复来精确估计患儿失血量,比如:①称量法:纱布沾血后的增重,按1g=1mL,即测得失血量;②估计法:预先测得"湿透"时每一块纱布所含液量,术中按实际湿纱布数予以估计,同时结合患儿的血流动力学指标、尿量、外周血管的充盈度、皮肤和唇色、实验室检查、中心静脉压的改变等,确定循环血容量的多少。

二、术中输血

手术期间应根据患儿年龄、术前血红蛋白、手术出血量及患儿的心血管反应等决定是否输血。输血时，既要考虑血容量，又应考虑血液携氧能力。手术期间合理输血应依据患儿年龄、疾病、可接受的血细胞比容（Hct）以及出血量而定。

（一）输血量的确定

1. 可接受的 Hct

出生时正常 Hct 约为 40%，血红蛋白 180～190g/L，其中 60%～90% 属胎儿型血红蛋白（HbF）。HbF 与 O_2 的亲和力大于成人型血红蛋白（HbA），向组织释放 O_2 的能力较弱，故新生儿的氧离曲线左移，P50 为 20mmHg，低于成人和婴儿。因此，新生儿可接受的血红蛋白下限为 120g/L，Hct 为 35%。在出生后数月内，血红蛋白和红细胞计数逐渐下降，2～3 个月时达到最低值。婴儿期常伴有生理性贫血，但此时大量的 HbF 被 HbA 所替代，血红蛋白与 O_2 的亲和力减弱，氧离曲线明显右移，P50 为 30mmHg，从而使组织供氧大为改善，因而在该年龄段 Hct 25% 是可以接受的范围，但如果婴幼儿在某些疾病状态，特别是累及呼吸系统或心血管系统的疾患，可能需较高的 Hct（32%～35%），血红蛋白也至少应达 110～120g/L，以增强心输出量的能力和氧合血红蛋白的能力。

因此，只要循环血容量能很好维持，身体情况较好的患儿就能较好地耐受 25%～30% 的血细胞比容，通常将 30% 作为可接受的 Hct 下限，但 Hct 随小儿的病理情况和年龄会有变化，小儿年龄达到 1 岁时，可耐受的 Hct 低到 25%。

2. 可供输血参考的几个基本公式

（1）估计红细胞数量（ERCM）= 有效血容量（effective blood volume，EBV）× 患儿 Hct/100。

（2）可接受的红细胞丢失（ARCL）= ERCM－可接受的 ERCM，可接受的 ERCM 指在最低的可接受的 Hct 时的 ERCM，目前认为可接受的 Hct 是 30% 或 25%。

（3）可接受（允许）的失血量（available blood loss，ABL）= EBB×（患儿 Hct－该年龄可接受的 Hct）/患儿 Hct 或 = ARCL×3；ABL 约占总血容量的 20%～25% 左右。

(4)最大允许失血量(maximal available blood loss,MABL) = EBV × (患儿Hct － 30)/患儿Hct。以10kg的小儿为例,如果该患儿术前Hct为20%,估计其最大可允许失血量 = 70(估计小儿血容量 mL/kg) × 10 × (42～30)/42 = 200mL。小于20%血容量,Hct > 30%时原则上可不输血,如失血量 < MABL的1/3时,可输注晶体液(2～3倍失血量);如失血量 > MABL的1/3时,可输注胶体液;当失血量 > MABL时,应输注浓缩红细胞,同时应用晶体液作为维持液。近年来关于输血的观点认为:①失血量 < 10%时,但应输注晶体液或胶体液补充血容量;②失血量达全身血容量的20%～30%时,可在输注晶体液或应用胶体液补充血容量的基础上,再适量输注浓缩红细胞,以提高血液的携氧能力;③失血量 > 全身血容量的30%时,在总蛋白不低于52g/L的情况下,除输入以上各种成分外,还应输全血或部分全血;④出血量达全身血容量的50%时,需加用浓缩白蛋白;⑤失血量 > 全身血容量的80%时,除补充以上成分外,还需增加凝血因子的输注,如新鲜冰冻血浆(fresh frozen plasma,FFP)和浓缩血小板等,以改善凝血机制。

(二)常用血液制品的特性及选用

血液制品的种类较多,目前大多根据患儿的具体情况,选择性地给输注血液中的有效成分,如有形的细胞成分或血浆、凝血因子等,成分输血已成为现代输血发展的必然趋势。

(1)浓缩红细胞。又称压缩红细胞、红细胞浓缩液或少浆血,含150～200mL红细胞,大部分血浆经离心加工后被分离出去,血红蛋白约为20g/100mL(不少于45g/单位),Hct为55%～75%。输注24小时后的体内红细胞存活率与全血相同。

(2)红细胞悬液。红细胞悬液含150～200mL红细胞和少量血浆,另加入110mL的添加剂,添加剂包括生理盐水、葡萄糖和甘露醇等或加入等量的红细胞营养液。血红蛋白约150g/L(不少于45g/单位),血细胞比容为50%～70%。

(3)浓缩血小板。①由全血制备的浓缩血小板,1单位制品容量为50～60mL,至少含55×10^9血小板,红细胞 $< 0.12 \times 10^9$;②用单采术采集的浓缩血小板,容量为150～300mL,血小板含量为$(150～500) \times 10^9$,相当于3～10单位全血分离的浓缩血小板。血小板输注的指征不能只看实验室数值(血小板计数、出凝血时间),对外科来讲,手术类型和范围以及影响血小板功能的相关因素(体外循环、肾衰竭等)都是输血小板的指征。

(4)新鲜冰冻血浆。是1单位全血在采集后6小时内分离的血浆,并快速冰冻

到 −25℃ 制备而成,含有正常血浆中稳定凝血因子、白蛋白和免疫球蛋白的含量,并至少含有新鲜血浆中 70% 的凝血因子Ⅷ,通常容量为 200~300mL。新鲜冰冻血浆几乎有效地保留了新鲜血浆中各种成分,保存时间长。使用新鲜冰冻血浆的适应范围包括:各种凝血因子缺乏的出血患儿,如严重肝病、抗凝血酶斑缺乏、血小板减少性紫癜等。

(5)冷沉淀物。在控制条件下融化新鲜冰冻血浆而采集的沉淀物,悬浮于 10~20mL 血浆中,含约一半全血中的凝血因子Ⅷ和纤维蛋白原,即因子Ⅷ 80~120IU/袋,纤维蛋白原 150~300mg/袋。主要用于Ⅷ因子和(或)纤维蛋白原缺乏的出血患儿(如血友病甲)。

(6)凝血酶原复合物。该复合物中Ⅸ因子含量最高,适用于Ⅶ因子缺乏的患儿(血友病乙),对先天性Ⅶ因子或 X 因子缺乏者也有效。

(7)全血。用于急性大量血液丢失可能出现低血容量休克的患儿或患儿存在持续活动性出血,估计失血量超过自身血容量的 25% 时。

在输血治疗的同时,要注意预防各种并发症的发生。常见的输血并发症包括:①输血反应是最为严重的并发症;②传染疾病;③凝血功能障碍;④枸橼酸中毒,要用钙剂拮抗;⑤高血钾症多为输入大量库存血所致;⑥酸碱平衡失调;⑦体温下降。

大量输血后不良反应的防治:①输血前为血制品适当加温,尤其对早产儿、新生儿时加温库血,可以防止低体温的发生;②一旦出现枸橼酸中毒,应减慢输血速度或暂停输血。快速输血及大量输血时静注葡萄糖酸钙(10mg/kg)或氯化钙(3mg/kg)可有效防治枸橼酸盐中毒;③大量输血后发生出血倾向时,应首先排除溶血反应,然后可输注新鲜血、新鲜冰冻血浆或浓缩血小板等;④大量输血时,应密切观察,持续监测患儿的生命体征,定期测定血气分析和电解质浓度,用以指导治疗。

三、贫血患儿围术期处理

(1)患儿 >3 个月,血红蛋白 >80g/L,可以接受手术。

(2)患儿 <2 个月(或早产儿,孕龄在 50~52 周的滞产儿),血红蛋白水平在 95~100 可能是最低限。

(3)出生 1 周,体重低于 1500g,伴有心肺疾病,术前血红蛋白 >120g/L,可以进行手术。

(4)如果血红蛋白低于上述水平,并且是择期手术的话,建议手术延期1个月或更长时间后再进行。

(5)如果不能延迟手术,麻醉诱导要慢慢来,逐渐增加麻醉药物。

(6)决定术中是否需要输血应考虑很多因素,包括临床判断,如血容量评估,术前血红蛋白水平和血细胞比容,既往输血史(包括早产儿的替换 HbF);贫血持续时间;患儿全身情况;保证充足的组织供氧能力(肺功能和心输出量);手术的大小;大量失血可能性及输血风险与益处比等。

参考文献

1. 邓小明,姚尚龙,于布为等. 现代麻醉学. 第四版. 北京:人民卫生出版社,2014.7

2. 胡亚美,江载芳,诸福棠. 实用儿科学. 北京:人民卫生出版社,2002.367 - 390

3. Cortés DO, Bonor AR, Vincent JL. Isotonic crystalloid solutions: a structured review of the literature [J]. British Journal of Anaesthesia, 2014,112(6):968 - 981

4. Shin WJ,Kim YK,Bang JY,et al. Lactate and liver function tests after living donor right hepatectomy: a comparison of solutions with and without lactate[J]. Acta Anaesthesiol Scand,2011,55(5): 558 - 564

5. Brandstrup B,Svendsen PE,Rasmussen M,et al. Which goal for fluid therapy during colorectal surgery is followed by the best outcome: near - maximal stroke volume or zero fluid balance? [J]. British Journal of Anaesthesia,2012,109(2):191 - 199

6. Dellinger RP. Crystalloids for fluid resuscitation in sepsis: where is the balance? [J]. Annals of Internal Medicine,2014,161(5):372 - 373

7. Raghunathan K, Shaw A, Nathanson B, et al. Association between the choice of IV crystalloid and in - hospital mortality among critically ill adults with sepsis[J]. Crit Care Med, 2014, 42(7): 1585 - 1591

8. Soni N. British Consensus Guidelines on Intravenous Fluid Therapy for Adult Surgical Patients (GIFTASUP):Cassandra's view[J]. Anaesthesia,2009,64(3):235 - 238

9. Hadimioglu N,Saadawy I,Saglam T,et al. The effect of different crystalloid solutions on acid - base balance and early kidney function after kidney transplantation[J]. Anesth Analg,2008,107(1): 264 - 269

10. Brunkhorst FM, Engel C, Bloos F, et al. Intensive insulin therapy and pentastarch resuscitation in severe sepsis[J]. N Engl J Med,2008,358(2):125 - 139

11. Myburgh JA, Finfer S, Bellomo R, et al. Hydroxyethyl starch or saline for fluid resuscitation

in intensive care[J]. N Engl J Med,2012,367(20):1901 – 1911

12. Perner A, Haase N, Guttormsen AB, et al. Hydroxyethyl starch 130/0. 42 versus Ringer's acetate in severe sepsis[J]. N Engl J Med, 2012,367(2):124 – 134

13. Frank van Haren, Zacharowski K. What's new in volume therapy in the intensive care unit [J]. Best Pract Res Clin Anaesthesiol,2014, 28(3):275 – 283

第六章 小儿术后镇痛管理

　　疼痛作为一种不愉快的经历与情感上的感受,已越来越多地引起人们的关注。然而,儿童的疼痛问题却仍未被充分认识,对小儿疼痛的了解只是参考成人的研究。治疗和缓解疼痛作为一项基本人权应该是不分年龄大小的,小儿的疼痛管理,与成人存有诸多区别,甚至可能更具有挑战性:小儿是随年龄增长而不断发育的个体,各器官的功能尚在完善、成熟过程之中;他们对疼痛的反应与情绪一直在变化,疼痛评估的难度相对较大;小儿疼痛治疗独具特征,甚至还应考虑或包括对家长的宣教并取得他们的理解与配合。小儿急性疼痛管理应该成为小儿麻醉医师提供的治疗中必需的一部分,即应该将疼痛管理计划整合到整个围术期管理计划之中。

　　小儿疼痛常常得不到足够的认识或得不到合适的处理,可能是由于小儿不能准确地描述疼痛性质或定位疼痛部位,因而他们的疼痛体验经常难以被辨认,甚至被忽略,同时也不能排除医护人员的因素。20 多年前的传统医学观念认为,儿童的疼痛没必要采取措施予以预防和治疗,因为:①新生儿和婴幼儿的外周神经末梢发育尚不完善;②他们的大脑皮质也不成熟,因而不感知疼痛。另外,对小儿疼痛病理生理的理解以及小儿镇痛药的药代动力学知识的匮乏,也是导致小儿疼痛治疗不足的原因。1983 年,Mather 和 Marker 对澳大利亚小儿术后疼痛的研究成为一个里程碑。由此,人们开始注意儿童的疼痛问题。

一、小儿疼痛的神经生物学

　　疼痛形成的神经传导基本过程为:伤害性感受器对痛觉的感受,经初级传入神经元、脊髓背角、脊髓－丘脑束等上行性传导束的痛觉传递,皮质和边缘系统对痛觉的整合,下行性抑制系统和神经介质的痛觉调控。新生儿就能够感受到疼痛刺激,表明疼痛形成所必需的一切元素已经存在。即使是早产新生儿也有了感受伤害性刺激和对疼痛及潜在的组织损害产生反应的神经通路。近年的研究发现,在胎儿的生长发育过程中,早在怀孕第 7 周就已形成皮肤感觉,开始在口周,逐渐延伸至面,手、足和躯干也形成感觉。怀孕 10 周时胎儿的神经组织中就已出现 P 物质,到第 22 周时可测到内源性阿片类物质。此时,外周感觉神经和脊髓后角细胞内形成触突。第 22 周时脊髓和脑干神经组织髓鞘形成。也有研究表明[1],妊娠 24 周后,疼痛感知、传递和调制的必需神经通路已经形成并能够发挥部分功能。小儿和成人一样,传递疼痛的伤害性神经元主要是无髓鞘的 C 纤维和有髓鞘的较细的 Aδ 纤维,但直到出生也没有完全髓鞘化。第 30 周后能测到诱发电位,因此,在胎儿晚期和新生儿期形成疼痛感觉基本神经传导通路就已经完整,有效镇痛即使对于未成熟儿也能改变他们对手术的应激性反应。

　　尽管孩子出生以后就具有了疼痛感知的能力,但神经传导通路中的一些元素的发育还没有完善。首先,新生儿由于 Aδ 纤维髓鞘形成还不完善,所以信号的传递速度较慢,出生后 2 个月 Aδ 纤维才能够形成完整的髓鞘;C 纤维在出生后其痛觉传递功能才开始发育并逐渐成熟,刚出生时痛觉是由 A - β 纤维传递到脊髓背角Ⅰ和Ⅱ层,直到 C 纤维发育成熟。在早期的发育过程中,这种重叠导致脊髓背角神经元接受的感受区域增大。在出生时,脊髓背角处的突触连接也没有发育成熟,脊痛觉信号传导系统和痛觉信号调控系统的发育是不同步的,释放抑制痛觉的神经因子的调节机制及脊髓背角局部中间神经元的抑制机制没有完全成熟,这一切在出生后 6 个月左右成熟。相对过剩的兴奋性机制和抑制机制成熟的延后,导致了轻微的伤害性刺激就可以产生全身性的、剧烈的疼痛反应[2]。

　　出生后,感觉传导通路激活并开始发育,在正常的生长过程中,会发生突触连接的重组。在发生急性的损伤或慢性炎症时,如果没有采取有效的治疗措施,可打断神经传导通路的正常发育过程,如果伤害性刺激持续存在可形成永久性的改变。最近,在动物和人类身上都证明了不治疗疼痛能够引起持续的后果。大鼠出生后第一周内,神经损伤或慢性炎症能够增强神经系统在早期生长过程中的可塑性[3]。临床中也表明,术后的早期疼痛和临床处理措施可对与疼痛相关的行为学和痛觉产生长期的影响。新生儿在没有镇痛的情况下进行环切术可致疼痛免疫反应延后数月,如果采取镇痛措施,这种情况则大大减少[4]。研究表明,早年不充分的疼痛治疗能导致深刻的和持久性的性格和心理影响,结果形成生理学反应增强而行为学反应迟钝,将来再感受疼痛时可能会引起永久性的神经系统的改变。所以,无论任何时候,无论疼痛的程度如何,都应该引起必要的重视并给予适当的治疗。

在急性损伤(如进行手术或事故创伤)和炎症介质的释放导致损伤部位的疼痛阈值降低(即初级敏化)、损伤组织周围疼痛阈值的降低(次级敏化),持续的刺激引起中枢突触的可塑性改变等(中枢敏化)。小儿发生的术后疼痛不仅可以引起机体一系列的应激反应,造成患儿在应激状态下代谢、免疫和器官功能的改变,而且影响疾病的恢复,延长小儿的住院时间。

小儿的疼痛问题必须成为医护人员,尤其是儿科专业人员优先考虑的问题。小儿有权利不遭受疼痛的折磨。

二、多模式镇痛

应该根据小儿的年龄、手术方式以及潜在的术后危险,采用适当的个性化的镇痛方案,采用多模式镇痛方法可以改善镇痛质量。

多模式镇痛也称为平衡镇痛,是 Katz 等[5] 提出的一种新的镇痛观念,其原理就是根据疼痛信号传递途径和影响疼痛调制的靶位,联合应用不同的镇痛药物,作用于疼痛形成的不同时相和不同靶位,以求达到完美镇痛,尽可能减少单一药物的剂量,从而使其副作用降至最低。广义上的平衡镇痛包括采用不同的药物、不同的镇痛技术和在不同的时间使用镇痛药物。小剂量的阿片药配伍其他非阿片类药物,如非甾体类消炎药、局部麻醉药、NMDA 受体拮抗剂、α2 肾上腺素能受体激动剂等等,可以最大可能地控制疼痛,又能减少阿片药与非阿片类药的副作用;在镇痛过程中采用不同的技术,如局部局麻药浸润、低浓度局麻醉药的神经阻滞、口服药物、肛门给药、静脉 PCA,以及一些非药理学方法(如情感支持、精神抚慰、心理干预等,其中分散注意力和催眠是常用的方法)的相互配合都能使镇痛效果最大化。现在越来越多的人意识到在疼痛产生之前(包括术前、术中及术后的早期阶段)采取一定的措施,如镇痛药物的使用、手术部位局麻醉药的浸润可以防止防止中枢或外周神经敏化,减少或消除伤害引起的疼痛,从而可以减轻术后疼痛,也即是所谓的超前镇痛。在进行扁桃体切除手术前 30 分钟,口服 15 mg/kg 对乙酰氨基酚可以显著降低患儿的疼痛评分[6]。

三、小儿术后疼痛的评估

对小儿术后疼痛程度的评估是进行疼痛治疗的第一步。无疑,患儿的主诉是疼痛最好的测量工具,但准确的主诉依赖于小儿认知和情感上的成熟,而不能够用于学语前的小儿或有认知缺陷的小儿[7]。一般来说,5岁以上的小儿能够详细、准确地描述疼痛的程度,这部分的小儿疼痛评估可以参照成人的疼痛评估方法。而对新生儿、4岁以下婴幼儿,以及部分认知有缺陷的小儿进行疼痛评估,是所有麻醉医生所面临的挑战。一般通过生理学指标监测、行为学指标观察和综合手段来进行疼痛程度的评估。对于还不能够运用语言准确地描述疼痛的4岁以下婴幼儿,一些生理指标(心率、呼吸频率、血压、颅内压、脑血流量、手掌出汗和氧饱和度等)[8]可以作为疼痛程度测定的一个替代指标,通过这些指标的变化来判断疼痛的程度。但其敏感性和特异性受到一些临床情况所影响,如败血症、窘迫的运动、低氧血症、血容量不足、发热和孩子觉醒状态与疼痛本身是不相干的。术后疼痛可产生一系列的行为反应,包括哭闹、面部表情的改变、躯干和四肢的运动、可安慰度和睡眠状态,可以用来作为儿童疼痛测定的一个指标。最为常用的是FLACC评分法[9],然而其特异性和敏感性可以被小儿的一些因素所影响,如饥饿、疲劳、恐惧和焦虑等。运用单一的手段无法准确地评估小儿疼痛程度时,可以把生理学指标和行为学指标综合起来判断。常用的方法有CRIES法[10]、COMFORT法[11]。

疼痛评估是控制疼痛的重要一环,对任何存在疼痛状态的儿童,都应该进行常规和反复的评估。是否需要进行疼痛治疗的干预以及评价治疗的效果如何,关键均在于对疼痛的准确评估,这可能比越来越有效的镇痛药物的应用所起的作用更大。"ABCDE的评价体系"可能有助于改善小儿的疼痛评估与管理,即:Ask,询问疼痛的规律;Believe,相信患儿和家长对疼痛的描述;Choose,选择适合该患儿和家庭的控制疼痛的技术与环境;Deliver,及时进行干预,合理、协调相应环节;Empower,授权于患儿和他的家庭;Enable,使他们能最大限度地控制进程。

儿童的生长发育大致可分为四个阶段,每个阶段均有适合的疼痛评估方法。

1. 第一阶段(0~2岁)

该阶段的新生儿和婴儿不能明确描述疼痛,他们很少或不能理解疼痛,没有语言能力。只能通过临床观察患儿的行为(姿势、活动、哭闹、喂养和睡眠等)和生理体征(心动过速、高血压、出汗和血氧饱和度等)来判断其是否存在疼痛以及严重程度。这个阶段的疼痛评分可采用 NIPS(表 6 - 1)，CRIES(表 6 - 2)和 CHEOPS 评分法。CRIES 测量方法综合了疼痛生理和行为学指标，但这一测量方法也并不完全反映急性疼痛状态。CRIES 评分法有 5 项指标(哭闹、给氧、心率血压增加、表情和失眠)，超过 4 项指标得分(即 4 分以上)，就必须给予镇痛治疗。

表 6 - 1　NIPS 评分表

项目	0 分	1 分	2 分
面部表情	安静面容，表情自然	面肌收紧(包括眉、颊和鼻唇沟)，表情痛苦	
哭闹	安静不哭	间断地、轻微哭泣	不断大哭
呼吸形式	和往常一样	呼吸不规则加快，屏气	
上肢	没有肌肉僵硬，偶尔随意运动	肌紧张，上臂伸直，僵硬和(或)快速屈伸	
下肢	没有肌肉僵硬，偶尔随意运动	肌紧张，腿伸直，僵硬和(或)快速屈伸	
觉醒状态	安静地睡眠或清醒、情绪稳定	警觉，坐立不安，摆动身体	

本标准适用于新生儿至 3 岁婴幼儿疼痛的评估；也可用于生长发育迟缓的儿童。

此表最高评分是 7 分；评分 >3 提示有疼痛；0 ~ 2 分极少或没有疼痛；3 ~ 4 分中度疼痛；5 ~ 7 分中度至重度疼痛。

表 6 - 2　CRIES 评分表

项目	0 分	1 分	2 分
哭闹	无	大声地哭	无法安慰
$SpO_2 > 95\%$	不吸氧	$FiO_2 < 30\%$	$FiO_2 > 30\%$
心率和血压	与术前相似或稍高	小于术前的 20%	大于术前的 20%
表情	无变化	痛苦状	痛苦状或呻吟
失眠	无	常惊醒	不睡

2. 第二阶段(2 ~ 7 岁)

尽管 3 岁前的婴儿不能自我叙述疼痛强度，但 12 个月以后能粗略叙述"不痛""有一点儿痛"或"非常痛"，但这并不绝对可信。对于年龄较小的儿童，父母的印象常常是最好的指导。护士和医师应该倾听父母的叙述，并且使用客观的疼痛测量方法。行为和机体反应虽不是疼痛的特异性反应,但可用于小儿疼痛测量时的参考,对于不能进行语言交流的儿童尤为重要。此阶段的儿童有一定的语言表达能力,能用简单的词汇对疼痛进行描述,且能对疼痛进行定位,并用"多"与"少"来区别程度。此阶段发育正常的儿童,可以通过儿童专用的疼痛测量工具真实可靠地自我叙述疼痛,如 FACES 脸谱疼痛评分,FLACC(表6-3)运用儿童的语言进行简单的数字评分或通过与其父母及医护人员的直接交流。也可用 CHEOPS 进行疼痛评分。

表6-3 FLACC 疼痛评估表

项目	类型	年龄组	注解
CRIES	行为和生理	<1 岁	5 项指标;0、1、2
			0 分 = 无痛;10 分 = 最痛
新生儿疼痛评分法 NIPS	行为和生理	<1 个月	6 项指标;0、1、2
			0 分 = 无痛;7 分 = 最痛
FLACC	行为和生理	1~7 岁	5 项指标;0、1、2
			0 分 = 无痛;10 分 = 最痛
东安大略儿童医院(CHEOPS)	行为和生理	1~7 岁	6 项指标;0、1、2
			4 分 = 无痛;13 分 = 最痛
脸谱法(FACES)	自我报告	3~12 岁	不同的面部表情指示疼痛的程度
			0 分 = 无痛;10 分 = 最痛
数字 Numeric	自我报告	>7 岁	剪一段、11 个点位的尺 0 分 = 无痛;10 分 = 最痛
视觉模拟(VAS)	自我报告	>7 岁	10cm 长尺 0 分 = 无痛;10 分 = 最痛

3. 第三阶段(8~12 岁)

该阶段的儿童思考问题比较有逻辑性,能与医师很好地沟通,讲述疼痛的性质和发作次数。他们已经理解数字顺序的概念,可以像成人一样使用数字(Numeric)评分及视觉模拟(VAS)法评估。数字评估尺是以简单语言表达的、11 个点位的尺,"0~3"表示无痛,"10"表示最痛。视觉模拟评估则是用一把 10cm 的尺,左边为 0,右边为 10,让儿童根据其疼痛程度,在尺上做出记号。

4. 第四阶段(大于 12 岁)

此时的少年能准确地描述疼痛的性质,如灼痛、刺痛、抽痛、切割痛等。他们能正确地说出不同镇痛方法对疼痛缓解的程度。此阶段的儿童常用数字和视觉模拟评估工具。

因为对疼痛的反应是非特异性的,在婴幼儿还应区分是由于疼痛造成的痛苦还是其他原因造成的,比如新生儿疼痛可以表现为哭闹,而害怕、焦虑、寒冷或饥渴也可能以哭闹表示。认知受损儿童的疼痛评估更是一个难题。儿童福利院照顾的儿童中存在精神发育迟缓、孤独症、代谢性疾病、神经损伤或明显的沟通障碍者多达10%,这些孩子更易产生常见的疼痛问题,如胃食管反流、肌痉挛和便秘。有建议采用非交流性疼痛行为对照表进行疼痛评估。由此可见,在临床实践中对于婴幼儿的疼痛评估除了考虑儿童的生理与心理特点,运用不同年龄或发育水平的评估方法外,更应学习掌握处理的艺术与技巧。

四、常用的镇痛药物

1. 阿片类药

阿片类药仍是目前所发现的最为强效的镇痛药物,是治疗中至重度疼痛的首选药物。阿片类药作用于阿片受体而镇痛作用。无论内源性和外源性受体激动剂都能和位于突触前和突触后的细胞膜上的阿片受体结合,减少外周神经伤害性刺激向中枢传导时兴奋性神经递质的释放。曲马朵为弱阿片类镇痛药,通过激动 μ 受体而发挥镇痛作用。但阿片类药引起的一些副作用,如恶心呕吐、瘙痒、便秘、尿潴留、呼吸抑制等,仍是目前临床应用时所面临的顾虑,阿片药所致的痛觉过敏也引起了人们越来越多的关注[12]。在小儿术后镇痛中,常以静脉用药为主,以下是一些常用的阿片类药物[13](表6-4)。

表6-4　常用阿片类药及其剂量

药物	PC 泵(100mL) 配制剂量(μg/kg)	单次给药剂量 (μg/kg)	锁定时间 (min)	持续输注 [μg/(kg·h)]
吗啡	500~1000	新生儿:10~25 儿童:50	5~10	10~25
芬太尼	15~40	0.5~1.0	5~10	0.3~1.0
舒芬太尼	1.5~2	0.05~0.1	5~10	0.02~0.05
氢吗啡酮	150~250	3~5	5~10	3~5
曲马朵	5000~15 000	500	5~10	100~400

（1）吗啡（morphine）。未成熟新生儿和足月新生儿表现出吗啡清除的降低和清除半衰期的延长。在使用阿片类药物的小婴儿中，应当使用常规推荐剂量的 $1/4 \sim 1/2$。出生 $3 \sim 6$ 周后，吗啡药代动力学与年长儿和成人相似。在许多临床情况下，持续输注阿片类药物可能优于间断给药。一般来说，持续给药适用于那些年龄太小不能使用 PCA 系统的患儿。对新生儿，由于吗啡清除率较低，持续输注应慎重地从 $5\mu g/(kg \cdot h)$ 开始。$1 \sim 3$ 个月的婴儿已能成功使用吗啡持续输注 $10 \sim 30\mu g/(kg \cdot h)$。在负荷剂量 $25 \sim 75\mu g/kg$ 后持续输注 $15 \sim 25\mu g/(kg \cdot h)$ 能提供合适的术后镇痛。

（2）芬太尼（fentanyl）。在未成熟儿和新生儿中，芬太尼清除半衰期延长清除率减少。有报道表明，超过 3 个月的婴儿，清除率实际上是年长儿和成人的两倍。因为芬太尼的清除率依赖于肝血流量，小婴儿使用时可能引起腹内压增高，尤其是术中和术后。静脉持续输注芬太尼可在儿童和新生儿重症监护室中应用。对于病情严重的婴儿，与吗啡相比芬太尼能维持一定程度的心血管稳定性。

（3）舒芬太尼（sufentanil）。是镇痛作用最强的阿片类药物，镇痛强度为吗啡的 1000 倍，芬太尼的 $7 \sim 10$ 倍。舒芬太尼的药动学特性介于芬太尼和阿芬太尼之间。可用于先心病患儿的术后镇痛，单次负荷剂量 $0.2\mu g/kg$，继之以 $0.05\mu g/(kg \cdot h)$ 持续输注，所致的心率和血压变化可被很好耐受。新生儿对舒芬太尼所致的呼吸抑制较为敏感，但很少发生心脏抑制。小儿单次硬膜外注射舒芬太尼 $0.75\mu g/kg$，3 分钟后镇痛起效，作用最长可持续 200 分钟。

（4）纳洛酮（naloxone）。主要用于拮抗阿片类药物引起的呼吸抑制和过度镇静，小剂量（$1 \sim 2 \mu g/kg$）可用于治疗皮肤瘙痒。纳洛酮很快在肝内代谢，其拮抗作用时间短，因此，必须严密观察患者，防止纳洛酮作用消退后再发生呼吸抑制。

阿片类镇痛药的不良反应包括恶心、呕吐、皮肤瘙痒、尿潴留、呼吸抑制、肠绞痛和便秘。少见的不良反应有肌阵挛、烦躁、致幻和抽搐等。对持续疼痛儿童成功地持续使用阿片类药物通常依赖于对不良反应的成功管理或有效的剂量调节。当有不良反应出现时应及时处理，而此时如果只调节输注速度，不恰当的镇痛将很难处理。但如果患儿评估结果是在目前输注速度下仍有显著疼痛，则应追加该年龄标准剂量的 50% 左右静脉推注，然后将输注速度提高 10%~20%。小于 6 个月、正在接受阿片类镇痛的患儿，必须严密监测脉搏血氧饱和度，以便及时发现呼吸抑制的发生。

（二）非甾体类抗炎药

非甾体类抗炎药（Nonsteroidal Antiinflammatory Drugs，NSAIDs）构成了非阿片类镇痛药的主要部分[14]，能够抑制中枢和外周环氧合酶和前列腺素的合成，而这两种物质是导致中枢和外周疼痛敏化的主要介质，从而具有不同的镇痛效应，以及抗炎、抗血小板聚集、解热作用。这类药通常是口服，偶尔也直肠给药。不管剂量多大，非阿片镇痛药具有封顶效应，剂量到达一定程度时镇痛效应不再随着剂量的增大而增大，一般不单独应用于镇痛，多和阿片类药联合应用。NSAIDs 之所以能成为术后镇痛重要的辅助用药，主要在于它与阿片类药物具有协同作用，联合应用时可以减少阿片类药物的用量，降低诸如呼吸抑制、恶心、呕吐、皮肤瘙痒及尿潴留等不良反应的发生率。NSAIDs 也可成为家长和基层保健人员应用的简单止痛类药物，为许多日间手术的患儿以及住院患儿出院后的缓解疼痛提供发展余地。

非甾体类抗炎药具有抗血小板聚集效应，是由于阻止了血栓素的合成，因此出血时间轻度延长。环氧合酶同工酶的发现，COX-1，COX-2 和 COX-3 使我们对非甾体类药的认识有了提高。在 COX-1 作用下合成的前列腺素能够保护胃黏膜的完整性和正常的肾功能。COX-2 可诱导产生致炎因子和生长因子，这些因子在神经信号传导，尤其是疼痛信号的传递方面发挥重要作用。COX-2 诱导产生的前列腺素在生殖和排卵发挥重要作用，事实上，COX-2 抑制剂的合成是抗炎和镇痛药物发展的里程碑。常用非甾体类药的常用剂量如表 6-5[13]。

（1）阿司匹林（aspirin）。是最古老、经典的药物，因可能伴有 Reye 综合征，现在已很少用于小儿术后镇痛。但仍然用于治疗风湿性关节炎或其他风湿性疾病，常用的口服剂量是 10~15m/kg，每 4 个小时口服一次，每日最大剂量为 90mg/kg。

（2）对乙酸氨基酚（acetaminophen）。又名对乙酰氨基酚，该药抑制中枢前列腺素合成，抑制 P 物质介导的痛觉过敏反应和调节脊髓痛觉过敏性 NO 的产生。是治疗轻度疼痛的镇痛药，也是治疗中/重度疼痛的辅助药物。虽然会产生剂量依赖性的反应，但它能被封顶效应抑制。该药主要在肝脏代谢，虽然新生儿肝功能尚不成熟，但其不会产生毒性代谢产物，因此可安全用于新生儿。血浆有效镇痛浓度尚不知道，口服 1~15mg/kg，30 分钟后血浆内可达到解热浓度（10~20ng/mL），口服 20~35mg/kg 的剂量才能镇痛。有建议术前通过直肠给予对乙酚氨基酚栓剂 40mg/kg，可以减少术后疼痛直肠给药后吸收时间是不确定的，一般给药后 2~3 小时可达到血浆峰值。实际上，有证据表明直肠给药 40~45 mg/kg 才能获得有效的血浆浓度。据估计,如术中直肠给药 35mg/kg,约 50% 的日间手术儿童不再需要吗啡等药物。儿童每日最大剂量为 100mg/kg。

表6-5　常用非甾体类药及其剂量

药物	口服(mg/kg)	间隔时间(h)	日最大剂量(mg/kg)	适用年龄(m)
对乙酰氨基酚	10~15	6~8	80	>1
布洛芬	4~10	6~8	40	>6
双氯芬酸	0.5~1	6~8	3	>12
酮洛芬	0.5~1	6~8	4	>6
塞来昔布	1~2	12	6	>12

(三)NMDA 受体拮抗剂

氯胺酮和美沙酮是 N - 甲基 - D - 天冬氨酸(N-methyl-D-aspartic acid receptor, NMDA)受体拮抗剂,在慢性疼痛的调制中起重要作用,研究表明它们有很强的镇痛作用,能够减少术后疼痛同时减少阿片药的消耗量,拮抗使用阿片药所致的痛觉过敏,在术中和阿片药或 NSAIDS 类药合用时能够增强镇痛效能。NMDA 受体拮抗剂通过两种机制发挥镇痛作用,减轻中枢的敏化消除阿片药的耐受。氯胺酮 0.05~0.2mg/(kg·h)就可以达到有效的镇痛效应[15],这一剂量的氯胺酮不会引起幻觉或认知功能损害。

(四)局部麻醉药

局部麻醉药及局部麻醉技术在小儿的应用中奇迹般地增长。和其他镇痛药不同的是,局部麻醉药必须通过局部浸润或神经阻滞才能发挥镇痛作用,不仅能够减轻神经内分泌应急反应、极大地缓解术后疼痛、加快术后康复,而且能够减少阿片药用量并减少其副作用、缩短住院时间[16]。将镇痛导管置于硬膜外、胸膜腔、坐骨神经丛、臂丛神经鞘或者创伤部位,可以留数天或月,从理论上讲是最为合理和经济的镇痛方法了。患儿 PCEA 的局麻药和阿片药物配方:罗哌卡因(0.065%~0.120%)+ 舒芬太尼(0.5 μg/mL);丁哌卡因(0.065%~0.100%)+ 芬太尼(2.0 μg/mL)。PCEA 方案:首次剂量 0.1~0.3mL/kg;维持剂量 0.1~0.3mL/(kg·h);冲击剂量 0.1~0.3mL/kg;锁定时间 20~30 分钟。

（五）其他药物

去甲肾上腺素通过不同途径参与了疼痛的调制，α2 肾上腺素能受体激动剂，如可乐定、右旋美托咪啶，有镇痛和镇静作用，广泛用于围术期疼痛治疗[17]。可乐定（clonidine）是 α2 激动剂，长期以来被用于治疗高血压，近年来，它已经被作为一种镇痛药尤其是脑部使用的镇痛药来研究。可以用作术后痛和癌性痛镇痛药。伴有低血压、心动过缓和嗜睡，但能避免呼吸抑制、瘙痒症和尿潴留等阿片类药物的不良反应。可乐定现在被广泛加入硬膜外或骶管麻醉的局麻药中。硬膜外使用 2μg/kg 是安全的，不仅可延长硬膜外阻滞的镇痛作用时间，还能显著减少阿片类药物的需要量。必须注意新生儿或小婴儿使用可乐定时容易产生呼吸暂停。可乐定作为术前镇静用药，能减少术后镇痛的需要，3~5μg/kg 的剂量就很有效。也可经皮给药进行术后持续镇痛。和可乐定相比，右旋美托咪啶是高选择性 α2 肾上腺素能受体激动剂，作用时间短，在围术期应用，可减少阿片药的用量和增强镇痛效应。由于不引起呼吸抑制[18]，起初的负荷剂量是 1mg/kg，但易引起心动过缓和血压下降，为了避免发生这类副作用，负荷剂量调为 0.4mg/kg。中枢内由 5-羟色胺和去甲肾上腺素介导抑制上行性疼痛传导通路，抗抑郁药可以抑制 5-羟色胺和去甲肾上腺素的重吸收来发挥其镇痛作用[19]。

曲马朵（tramadol）：是非典型的阿片类结构药，其结构与可待因相似。口服利用度很高（75%），但由于通过细胞色素 P450 肝脏途径代谢，可能存在显著的药物相互作用，实验研究发现，纳洛酮是唯一部分逆转曲马朵镇痛的药物。

曲马朵的不良反应远较阿片类药物少，因而在小儿镇痛中有较广泛的前景。在规定剂量之内，不会出现呼吸抑制、过度镇静和便秘。长期使用曲马朵的病例，不会出现耐药问题。尽管有精神依赖，但很罕见。恶心、呕吐和眩晕的发生率和其他阿片类药物无明显区别。抽搐虽较罕见，但超剂量、同时服用抗精神病药物、有癫痫史或头颅外伤的患者将增加抽搐的发生率。有将曲马朵作为骶管麻醉辅助药物的报道。曲马朵静脉用药（1~2m/kg）可用于治疗急性及亚急性的轻中度术后疼痛，推荐剂量为每 6 小时 1~2mg/kg（最大剂量为 100mg/次），最大剂量应低于 8mg/（kg·d）或 400mg/d。

五、给药途径

1. 口服

是创伤最小且最易被大多数患儿所接受的途径,令人遗憾的是最大作用需迟至 30~60 分钟才能达到,且作用持续时间较长。另外,因为肠道用药的生物利用度具有明显的个体差异,很难预料,不易精确控制。

2. 直肠用药

可作为无痛检查时应用的方法之一,通过直肠下静脉快速吸收,起效快但持续时间短。仅限于 4 岁以下的小儿采用。除非药物被完全吸收,否则效果会减弱。

3. 经鼻滴入

起效较口服快,生物药效率与直肠用药相似。但只适用于药量较少的药物,年长儿显然不适用。

4. 肌内注射

在儿童应用因较疼痛而有争议。此法存在追加给药困难,个体吸收利用度不一致的缺点。有资料表明,肌内注射吗啡,不同患者的血浆峰药浓度可相差五倍之多,到达峰值的时间更是相差七倍之多,不易精确控制。目前已很少选用。

5. 静脉注射

能提供确切的生物有效性,是小儿术后镇痛最常用的途径。静脉给药方便,药物吸收差异相对较小,可迅速调节给药速度以达到所需的浓度,镇静、镇痛程度易于控制。可单次注射,也可静脉持续输注或患者自控镇痛(patient control analgesia, PCA),但静脉持续输注时要注意药物的蓄积作用。

患者自控镇痛技术,由于患儿对镇痛药的需求量个体差异很大,在 7~8 岁以上的儿童采用患者自控镇痛比静脉持续输注更为安全、有效,患者自己控制用药量达到自己满意的镇痛水平,能根据疼痛的程度来用药,确保镇痛效果,又可限制过度用药,减少不良反应的发生。PCA 使患者血浆内阿片类药物维持在一个较狭窄的范围内,即低峰高谷水平,而间断给药是高峰低谷状态。因而呼吸和中枢神经系统的抑制发生率较低,在患者、家长和医护人员中有较高的满意率。

六、非药物方法

非药物技术是在药物治疗的基础上缓解与小儿疼痛相关的不适和焦虑,包括放松训练、认知行为技术、生物反馈、生理疗法、职业疗法、经皮神经电刺激、针灸和渐进性肌肉松弛训练。通过心理或一定的行为,如分散注意力、意念、催眠、情绪放松及精神疗法和利用生物反馈机制来达到加强药物镇痛目的。最好先向患者及家属解释这一特殊的技术并得到患者及家属的积极参与,这样才能更好地发挥作用。

1. 认知行为干预

儿童对玩的想象和感觉有高度反应,可以游戏减轻其疼痛。小于6岁的儿童能被吹气球,玩玩具或看万花筒转移注意力。大一点的儿童能很好地参与外部的或精炼的干预措施中,比如引导性的想象、数数和呼吸锻炼。学龄前儿童能想象一个超级英雄而关掉疼痛开关。有研究比较了催眠和非催眠技术减轻癌症儿童骨髓抽吸和腰穿相关疼痛的效果,结果发现催眠能显著减轻操作带来的痛苦。对催眠减轻疼痛可能的生理解释是催眠抑制疼痛信号在脊髓的传导。另一种可能是催眠通过引起精神恍惚而对疼痛事件健忘而发挥作用。

渐进性肌肉松弛被用于帮助儿童认识和减轻与疼痛相关的紧张,减轻焦虑和不适。学习如何减轻身体紧张是一项获得性的技能,放松训练需要在开始时进行指导,然后经常训练而获得成功。可由职业治疗师或心理医师协助教授这些技术。生物反馈疗法是在行为疗法的基础上发展起来的一种新型心理治疗技术/方法,利用现代生理科学仪器,通过对脑电图、肌电图、皮温和颈部血管搏动等人体内生理或病理信息的自身反馈,使患者经过特殊训练后,进行有意识的"意念"控制和心理训练,达到随意调节自身躯体机能的目的,从而消除病理过程、恢复身心健康。这些技术在治疗头痛、操作痛、慢性腹痛时是十分有效的,又称"生物回授疗法",或称"自主神经学习法",是在行为疗法的基础上发展起来的一种新型心理治疗技术/方法。

2. 经皮电神经刺激

经皮电神经刺激(TEAS)是一种辅助的疼痛管理方法。一个TENS单位可将外周神经非疼痛性刺激整合起来,从而关闭疼痛传导的通路。TENS可能刺激机体产生内啡肽,作为自然杀伤者而发挥作用。研究证明,阿片类药物拮抗剂能逆转

TENS 的效应。TENS 在许多疼痛问题管理上都很有用,包括胸部手术后的急性疼痛,纤维肌瘤、慢性膝部疼痛和癌性痛。

3.针灸

针灸是各种疼痛辅助治疗中最广泛使用的一种。针灸能通过与 TENS 相似的机制提供镇痛。刺激小疼痛纤维能抑制脊髓其他疼痛信号的传导,刺激针灸能量通道能激活内源性阿片类通路,引起广泛地镇痛。针灸能显著减轻儿童疼痛相关的头痛、肢体痛、胸痛和腹痛。尽管大多数儿童对针感到恐惧,但现已有证据证明它对小儿疼痛的有效性。但在小儿术后镇痛中使用针灸还受到一定局限。

小儿疼痛管理以患儿舒适为主要目标,治疗儿童疼痛没有简单的方法,但将一些简单的事情做好可以提高治疗效果。准确地评估疼痛、加强对家长的教育、多途径联合用药的模式,可安全有效地提高儿童疼痛治疗的质量。

七、小儿镇痛中应该注意的事项

提倡所有患儿手术后都应提供安全、有效的简单的镇痛方式,这一人性化的理念已被越来越多的人所接受。然而,在日益繁忙的医疗压力下,如何安全、有效地开展镇痛工作,是值得思考的又一个问题,专人专职从事此项工作的需求也将变得越来越迫切。

小儿术后镇痛过程中应对小儿进行生命体征的监护。确保小儿生命的安全是镇痛的前提,在镇痛过程中应监测患儿的心率和血氧饱和度,必要时可进行心电监护,保持呼吸道通畅,尤其是口咽部或鼻子部位手术的患儿,镇痛药物剂量不可偏大,以免发生危险。在维持生命体征平稳的同时,要警惕一些手术后可能出现的并发症,因为镇痛可使症状减轻或消失。

总之,在镇痛过程中,要对小儿疼痛程度反复进行评估,以便了解镇痛效果,不断调整镇痛药物剂量,提高患儿和家长的满意度。

参考文献

1. Lowery CL,Hardman MP, Manning N, et al. Neuro developmental changes offetal pain[J]. Semin Perinatol,2007;31:275－282

2. Fitzgerald M, Howard RF. The neurobiologic basis of paediatric pain. In: SchecterNL, BerdeCB,YasterM, eds. Pain in Infants, Children and Adolescent. Baltimore, MD:Lippincott Williams

and Wilkins, 2002: 19 – 42

3. Walker SM, Meredith MJ, Cooke YC, et al. Neonatal inflammation and primary afferent terminal plasticity in the rat dorsal horn[J]. Pain, 2003; 105: 185 – 195

4. Peters JW, Koot HM, De Boer JB, et al. Major surgery within the first 3 months of life and subsequent biobehavioral pain responses to immunization at later age: a case comparison study[J]. Pediatrics, 2003; 111: 129 – 135

5. Katz J, McCartney CJ. Current status of preemptive analgesia[J]. Curr Opin Anaesthesiol . 2002; 15:435 – 441

6. Maziar M, Yalda M, Farsad I, et al. The Analgesic Efficacy of Preoperative Oral Ibuprofen and Acetaminophen in Children Undergoing Adenotonsillectomy: A Randomized Clinical Trial[J]. Anesth Pain Med. 2014 Feb; 4(1): e15049

7. Messerer B, Meschik J, Gutmann A. Postoperative pain assessment in special patient groups: part II. Children with cognitive impairment[J]. Schmerz. 2011 Jun; 25(3):256 – 65

8. Anand KJ, Carr DB. The neuroanatomy, neurophysiology, and neurochemistry of pain, stress, and analgesia in newborns and children[J]. Pediatr Clin North Am, 1989; 36: 795 – 822

9. Merkel SI, Voepel LT, Shayevitz JR, et al. The FLACC: a behavioral scale for scoring postoperative pain in young children[J]. Pediatr Nurs, 1997; 23: 293 – 297

10. Voepel LT, Merkel S, Tait AR, et al . The Reliability and validity of the face, legs, activity, cry, consol ability observational tool as a measure of pain in children with cognitive impairment [J]. Anesth Analg, 2002, 95:1224 – 1229

11. Ambuel B, HamLett KW, Marx CM, et al. Assessing distress in pediatric intensive care environments: the COMFORT scale[J]. Pediatr Psychol, 1992; 17: 95 – 109

12. Maxwell LG, Kaufmann SC, Bitzer S, et al. The effects of as mall – dose naloxone infusion on opioid – induced side effects and analgesia in children and adolescents treated with intravenous patient – controlled analgesia: a double – blind, prospective, random, controlled study[J]. Anesth Analg, 2005; 100:953 – 958.47

13. Myron Yaster. Multimodal analgesia in children[J]. Eur J Anaesthesiol, 2010; 27

14. Vander WJ, Kuo PY, Reed PW, et al. Randomised controlled trial comparing oral and intravenous paracetamol (acetaminophen) plasma levels when given as preoperative analgesia[J]. Anaesth Intensive Care. 2011; 39(2):242 – 246

15. Tsui BC, Wagner A, Mahood J, et al. Adjunct continuous intravenous ketamine infusion for postoperative pain relief following posterior spinal instrumentation for correction of scoliosis: a case report[J]. Paediatr Anaesth, 2007; 17:383 – 386

16. Ivani G, Mossetti V. Continuous central and perineural infusions for postoperative pain con-

trol in children. Curr Opin Anaesthesiol[J]. 2010 Oct;23(5):637 –42

17. Agthe AG, Kim GR, Mathias KB, et al. Clonidine as an adjunct therapy to opioids for neonatal abstinence syndrome: arandomized, controlled trial[J]. Pediatrics, 2009;123:e849 – e856

18. Schnabel A1, Reichl SU, Poepping DM, et al. Efficacy and safety of intraoperative dexmedetomidine for acute postoperative pain in children: a meta-analysis of randomized controlled trials[J]. Paediatr Anaesth. 2013 Feb;23(2):170 – 179

19. Taylor CP. Mechanisms of analgesia by gabapentin and pregabalin: calcium channel alpha2 – delta (Cavalpha2-delta) ligands[J]. Pain, 2009; 142:13 – 16

第二部分

小儿腔镜手术麻醉

第七章　小儿腔镜手术的病理生理

1987 年 Philipe Mouret 在里昂首次应用腹腔镜胆囊切除，从此奠定了腔镜手术的技术基础。经过近 20 年的发展，目前的腔镜手术由于创伤小、安全、简单、术后恢复期短、住院时间短、术后疼痛时间减少等优点，已在临床广泛开展。特别是小儿腔镜手术已经成为小儿外科一个重要的领域。基于小儿解剖生理特点以及小儿腔镜手术的特点，小儿腔镜手术的麻醉已成为麻醉医生所面临的一个重要课题。

小儿年龄范围自出生至 14 岁，他们在解剖、生理及药理方面与成人有许多不同之处，且年龄越小差别越大。因此小儿腔镜手术也有其特点，其适应证、并发症和禁忌证与成人亦有不同。小儿腔镜手术的病理生理变化与成人相比既有相似之处，又有很多不同。总的来说，小儿腔镜手术所遇到的主要问题是人工气腹和特殊体位对患儿病理生理造成的干扰，常使术中管理复杂化。此外某些腔镜手术时间难以估计、内脏损伤有时难以发现、失血量较难估计、大量冲洗液体造成的体温降低等也增加了麻醉处理的难度。

本章以目前应用最为广泛的小儿腹腔镜手术和胸腔镜手术为主，重点阐述腔镜手术对小儿造成的病理生理变化和产生的影响。

第一节　小儿腹腔镜手术的病理生理

腹腔镜手术较常规开腹手术在病理生理学方面有显著性差别，腹腔镜手术本身具有的两个主要特点构成其生理学变化的重要组成部分：首先是将 CO_2 气体注入腹腔以获得工作空间所带来的不利影响，包括腹内压增高和高碳酸血症等，这些生理影响在气体撤除后便可逐渐消除。第二是腹腔镜手术本身所造成的创伤,其程度比开腹手术要小,但也有其自有的特点。

小儿解剖生理特点与成人有许多不同之处,因此小儿腹腔镜手术有其自身的特点:

(1)小儿腹腔小,所以操作空间小,为了最大限度地利用有限空间,术前必须下胃管和尿管,抽取部分液体,以缩小胃和膀胱的体积,必要时术前进行洗肠,排空结肠内的气体。

(2)小儿以腹式呼吸为主,血压低,术中 CO_2 气腹压力不宜超过 15mmHg,婴幼儿应更低。术中要保证完善的肌松,腹壁充分松弛,增大腹腔空间。

(3)小儿腹壁薄,只要肌肉松弛满意,较低的压力(6~10mmHg)就可以使腹腔隆起。但是腹壁薄,切口处极易漏气,在做切口时不可过大,对漏气切口要及时处理,否则,过快的气体循环会带走患儿的热量,导致低体温并发症。

(4)小儿肝、脾偏低,膀胱偏高,而后腹壁与前腹壁之间的距离又小,插入气腹针和 Trocar 时要加倍小心,避免意外损伤。

一、气腹对小儿病理生理变化的影响

腹腔镜手术中,气腹是实行腹腔镜手术的主要前提条件。腹腔内充入一定压力的某种气体,会对膈肌及腹腔内脏产生机械压迫和神经内分泌改变,从而影响呼吸及循环等系统的功能,甚至带来严重不良后果。因此要求我们对气腹引起的呼吸和循环系统的改变,以及气腹所致的相关并发症、相关的影响因素有一个全面的认识。

腹腔镜手术时要求患者处于 Trendelenburg 体位(头低仰卧位,T 体位),从腹腔微小创口向腹腔置入 Veress 针,其目的是经 Veress 针向腹腔充入 CO_2,因腹内充气流的不同,腹内压(IAP)波动于 12~15mmHg 之间。腹内充气完毕,撤出 Veress针,腹腔镜录像探头置入腹腔,手术视野经数码高清晰度相机和监测系统在电视屏幕上显示。

1. 气腹对呼吸系统的影响

气腹对小儿呼吸功能的影响主要有肺顺应性、功能残气量、CO_2 内环境以及氧合的变化等几个方面。

腹腔镜充气所选用的气体多为 CO_2，其优点主要是不爆炸，不助燃，它还具有在血中溶解度高的高溶解性的特点。一些学者研究了使用其他气体充气来代替 CO_2 吸收带来的通气功能的影响。Lcigllton 等人在动物模型中，使用氦气替代 CO_2 充气，不会引起心动过速。在人类中这种现象也有发现。但如果氦气进入疏松组织或腹膜后发生皮下气肿，常需要几星期才能吸收。另一些气体也可用来充气，但有各自的问题。以 N_2O 及惰性气体所建立的气腹，一般对血气及酸碱平衡无明显影响，腹腔镜中使用笑气可以减少腹腔刺激，但是它比 CO_2 吸收慢。而且大量 N_2O 充入腹腔可危及患儿生命，最重要的是在腹腔中使用电灼或激光时，笑气容易燃烧，且有爆炸的可能性。氢气和甲烷也有这种情况，惰性气体如氦气及氢气，前者溶解度低；后者溶解度高于 CO_2，理论上有一定应用前景，但是动物实验结果并不支持。同时使用这些气体充气，气栓发生的可能性也较大。最常用 CO_2 是因为高溶解性，残余气体可迅速吸收，术后腹部不适的时间短。然而它的吸收可导致心动过速，腹腔内的 CO_2 因膈肌刺激可引起术后肩痛。综上所述，CO_2 因为溶解度较高和快速的吸收和排泄，CO_2 充气仍为首选，成为目前临床上最常用的气体。

（1）通气的影响。

成人平卧位，气腹后膈肌上升，FRC 减少到 $0.7 \sim 0.8$ 升，麻醉后减少到 $0.4 \sim 0.5$ 升，当 FRC 降低小于闭合气量时则易发生气道关闭或肺不张。头低位这种现象加重，更易导致 FRC 降低和胸腔顺应性减少以及气道阻力升高。

腹腔镜手术患者的生理改变与体位、腹腔充入 CO_2 后 IAP 的增高和动脉血二氧化碳分压（$PaCO_2$）升高有关。

人工气腹造成的腹内高压引起膈肌上移，可使小儿肺顺应性和功能残气量降低 $20\% \sim 50\%$。功能残气量降低幅度与体形有关，肥胖患儿可达 50%。至于体位的影响，有实验证明平卧时腹腔充气肺顺应性即时降低约 43%，头高位时即时降低 $32\% \sim 48\%$，而且肺顺应性不随时间延长而变化，提示体位对小儿肺顺应性影响不大。术中持续监测肺顺应性和呼吸压力 - 容量环的形态，可及时发现导致呼吸道压力增高的并发症，如气管导管滑入一侧支气管、支气管痉挛、气胸等。当手术中损伤横膈并发气胸时患儿的肺顺应性可瞬间降低约 30%。

腹腔镜手术操作时，内脏的回缩是有限的，最大限度的利用重力作用，通过患者的体位获得暴露是必不可少的方法，一般来说，T 体位时，由于内脏重力作用压迫膈肌影响通气和氧吸入，则患者 VT、FRC 和总 LV 降低，肺顺应性也降低，而呼吸功增加。

腹腔内充入一定压力的气体,可使膈肌上升,肺顺应性降低,气道阻力增大,气道压上升,功能残气量下降,潮气量及肺泡通气量减少,从而影响通气功能,导致低氧血症和高碳酸血症的发生,其影响程度和气腹压高低有关。因此在满足手术需要的前提下,手术医生一般尽可能采用较低气腹压力,压力越低,对患儿呼吸影响也越小。根据小儿体重不同,气腹压力一般设置在 8～11mmHg。肺、胸壁组织类似弹性体,在生理弹性限度内,气道内压力越大,肺容积增加也愈大。外力和容积之间的关系代表肺与胸廓组织的弹性,即单位压力变化时,肺内气体容积改变的气量称为肺－胸顺应性。肺－胸顺应性的变化通常与通气量成正比,与气道压力成反比。还取决于胸廓、月扁肌和腹壁张力以及腹内容物,而 IAP 增高可导致横膈上抬,肺底部肺段受压,气管隆突向头侧移位 0.5～2.3cm,心胸比增加,胸腔纵轴缩短。同时腹肌紧张,活动受限,此时胸型顺应性几乎完全取决于胸廓,但其扩张程度有限,故胸型及肺顺应性明显降低。另外顺应性的改变和体位有关,Makinea 等报道无气腹时胸肺顺应性在头低位时下降12%,而头高位时上升4%,而在气腹状态下头低位和头高位均下降35%。Salihoglu 观察到患者的体位可影响患儿的呼吸生理和血气的改变。头低位时,气道阻力增高,肺顺应性下降和终末吸气压升高,要比头高位时变化更加明显,且随气腹时间延长,变化越来越明显。说明头高位对呼吸功能影响比较小。

(2)氧合气腹可通过干扰肺内气体分布和通气/血流比例而影响机体氧合。

CO_2 经腹膜吸收,可导致 V/Q 比例失调,生理无效腔增加引起高碳酸血症。小儿气腹初期 30 分钟,肺内 CO_2 量增加约30%,因此潮气量需要增加12%～16%才能维持 $PaCO_2$ 正常。$PETCO_2$ 监测可以间接反映 $PaCO_2$,由于呼出气中除肺泡气外还有部分死腔气,正常情况下两者之间相差 3～6mmHg。CO_2 气腹后,$PETCO_2$ 与 $PaCO_2$ 之间平均差值无明显变化,但在气栓、气胸、纵隔与心包积气、单侧肺通气等情况下,$PaCO_2$ 与 $PETCO_2$ 差值可明显增加,因此气腹时除了监测 $PETCO_2$ 外,还应常规监测 $PaCO_2$。偶尔 $PaCO_2$～$PETCO_2$ 出现负值,主要是潮气量增加使原来闭合的肺泡开放,CO_2 释出的结果。

气腹可引起通气—血流灌注的不匹配,IAP 升高时,膈肌活动受限,FRC 降低,可发生肺不张。而自主呼吸的患者,腹腔 CO_2 弥散入血,则 $PaCO_2$ 升高,高碳酸血症时,分钟通气量增加,血压升高,心率加快。动脉血氧饱和度(SaO_2)下降,无效腔量和潮气量的比值增加,呼气末二氧化碳分压增加。这时应增加通气避免 $PaCO_2$ 过度增加,防止高碳酸血症和呼吸性酸中毒。

一般情况下,肺内气体分布均匀与否取决于肺顺应性及气道阻力,顺应性越高或气道阻力越低则气体分布越均匀。腹腔内注入一定压力的气体可使腹内压增高,顺应性降低,气道压明显上升,使气体主要分布于血流较少的上肺。而下肺被压迫,血流多,从而引起通气/血流比例失调。

有报道说气腹期间,合并肺不张者达33%,无疑将导致肺内气体分布更不均匀。小儿气腹后 PaO_2、SaO_2 及脉搏血氧饱和度(SpO_2)低于气腹前值。但国外大多数研究报道,心肺功能正常的患者,气腹前后 PaO_2 及 SaO_2 虽有波动,但无统计学意义。对氧合功能正常者,气腹对其无多大的影响,但是氧合障碍的患者,仍然具有缺氧的潜在危险。如果术中低氧血症难以纠正则建议改进腹手术。

对小儿氧合的影响主要由于心脏指数降低和高碳酸血症所致,当心脏指数降低,影响氧运输,同时伴有乳酸性酸中毒时,会影响动脉血氧合,SpO_2 可明显降低。

2. 血气及酸碱平衡气腹对血气及酸碱平衡的影响

气腹对体内酸碱平衡的影响与建立气腹所采用的气体种类密切相关。腹腔内灌入一定压力的 CO_2 气体,引起腹内压升高,从而使回心血量减少,并引起肺通气和换气功能紊乱致使 CO_2 吸收和储留造成 CO_2 升高和 pH 值下降,容易导致内环境紊乱和酸碱平衡失调,这种紊乱尤其对婴幼儿的影响更大,从而引起婴幼儿呼吸性酸中毒或高碳酸血症。高碳酸血症是 pH 值降低的主要原因。临床许多研究报道,CO_2 气腹期间,$PaCO_2$ 及混合静脉血 CO_2 分压($PvCO_2$)较气腹前升高30% ~ 40%,输至肺的 CO_2 增加20% ~30%,排出量上升30%。气腹期间,许多因素可影响体内 CO_2 水平,总的来说,可归纳为以下几个方面:

(1)腹膜对 CO_2 吸收是导致体内 CO_2 水平急剧改变的主要原因。

在腹腔镜气腹中,CO_2 扩散到腹腔脏器,然后经腹膜表面通过血流扩散入血液。因为小儿毛细血管和腹膜之间的距离很小,腹膜的吸收区很大,使 CO_2 吸收更充分,且与体重有关系。另外 CO_2 的吸收量与腹内压的高低及气腹时间的长短有关。其吸收速度波动在 14 ~27mL/min 之间,有的报道甚至高达 70mL/min。有动物实验结果表明,当腹内压低于 1.33kPa 时,CO_2 吸收量与腹内压成正比,高于1.33kPa则线性关系消失,吸收量不再继续增加而至平台。原因是腹内压 1.33kPa 时,腹膜对 CO_2 的接触面积已达最大限度,腹内压继续增高,接触面积不会因此而再行扩大。

(2)心肺功能及血容量是影响体内 CO_2 水平的重要因素。

有人将心肺功能不同的患者分组观察 $PaCO_2$ 及 pH 值变化,结果心肺功能正常患者气腹前后比较无明显性差异,而心肺功能有损害者 $PaCO_2$ 明显上升。低血容量患者在心输出量本已降低的基础上,因增高的腹内压等因素可使其进一步下降,从而影响体内 CO_2 向肺的输送,影响体内 CO_2 的排出。

(3)气腹影响通气功能。

腹腔内充入一定压力的气体,可使膈肌上升,肺底部肺泡受压,呼吸系统顺应性降低,气道阻力增大,气道压上升,功能残气量下降,潮气量及肺泡通气量减少,从而影响通气功能。

(4)气腹引起的相关并发症。

如皮下气肿、气胸和纵隔气肿等,均可使 $PaCO_2$ 及 $PETCO_2$ 显著升高,尤其是波及范围广的严重皮下气肿,$PETCO_2$ 可较气肿前高出一倍。但小儿腹壁相对较薄,很少引起 CO_2 皮下气肿。

3.气腹对循环的影响

常规的手术很少有心率、血压以及外周循环等心血管系统的明显变化。腹腔镜手术中血流动力学的变化主要与体内 CO_2 水平、增高的 IAP 及体位有关。首先为获得工作空间要将 CO_2 气体注入腹腔,CO_2 气腹引起的血流动力学变化的机制主要有两方面:IAP 的增高和 CO_2 吸收所引起的生理学影响。这两者引起的不良后果与气腹的持续时间和 IAP 增高的程度有关。正常腔静脉压力为 5mmHg,当 IAP 增高到 $10\sim15$mmHg 时,腔静脉部分受压,静脉回流开始减少。使用腹腔镜手术,CO_2 气腹可引起腹腔吸收 CO_2 增加,膈肌上升可导致肺活量以及 FRC 的减少,影响呼吸功能,出现高碳酸血症。另外长时间 CO_2 气腹、CO_2 吸收可发生高碳酸血症,初期腹膜及腹壁快速吸收 CO_2,随着时间延长吸收减少,原因为腹膜表面扩张使血管受压。

小儿气腹初期平均动脉压增加,心排血量下降,心脏后负荷及左室壁压力增加,体循环血管阻力明显增加,$10\sim15$min 后部分恢复。造成以上情况是由于体位,腹内压增高,神经内分泌反应,CO_2 吸收等协同作用的结果。头高位使回心血量减少。腹内压增高初期静脉回流短暂增加,随后减少,系气腹对腹部容量血管的压迫引起,此时测定股静脉压力增高,下肢回流减少。

气腹后短期内肾上腺素、去甲腺上腺素等神经内分泌激素分泌增加,血糖,血 CRP 也有明显上升。血管紧张素,去甲腺上腺素血浓度与平均动脉压正相关。目前认为这些神经内分泌激素的增加是由于交感神经功能兴奋导致。长时间 CO_2 气腹,由于 CO_2 的吸收,可发生高碳酸血症。气腹初期腹膜及肠壁快速吸收 CO_2,随时间延长吸收减少,其原因是腹膜表面扩展使血管受压。高碳酸血症使平均动脉压升高,血浆肾上腺素,去甲肾上腺素浓度增加,而体循环血管阻力下降,表明 CO_2 有直接血管扩张作用及刺激交感神经作用。

除了术中发生的心动过速外,未排尽的 CO_2 也可引起术后的心动过速。因为肌肉和骨骼组织不能排除 CO_2,所以只有通过改变通气参数来排除多余的 CO_2。但术后残余的吸入性麻醉剂、上腹部手术后膈肌功能不良以及术后镇静剂的使用均会损伤患者术后每分通气量的增加,CO_2 不能及时排除,导致心动过速。

IAP 增高引起的心血管反应是较复杂的。大多数临床研究表明 CO_2 气腹造成的血流动力学变化结果是心率、外周血管阻力(SVR)和中心静脉压(CVP)的增高,而心输出量降低,平均动脉压可以增高、不变或降低。心动过速是机体对静脉回流减少和高碳酸血症的一种代偿性交感神经反应。体循环阻力因 IAP 的增加而增加,后负荷增加可导致心室功能曲线右偏,静脉回流因体循环压力增加而减少,这些均引起心排血量减少。另外充盈压也受影响。

理论上讲,心输出量依赖于静脉回流、心肌收缩力和心脏后负荷。正常心脏容易适应后负荷的增加,而全麻下气腹后正常心脏在后负荷增加的情况下容易失代偿,导致心输出量的变化。IAP 低时由于腹腔静脉血的自体回输,静脉回流可以增加;如果 IAP 小于 10mmHg,心输出量可以增加。腹腔镜手术期间脚在 10 ~ 15mmHg 范围内,常可以因气腹引起胸腔内压力以及右房压的增高,进而导致 CVP 的增高,心输出量减少。IAP 继续增加,体循环压力增加,则心输出量进一步下降,MAP 下降。

法国儿童麻醉医师学会做了回顾性研究发现 IAP 低于 15mmHg 时,4 个月以下的婴幼儿循环呼吸系统的变化同成人接近。如果 IAP 超过 15mmHg,新生儿及 4 个月以下的婴幼儿会因为左心室的收缩性和顺应性严重受损导致心输出量明显下降。在 12 名健康婴幼儿腹腔镜手术中使用食道超生探头检查心血管变化。IAP 维持在 10mmHg 时调整通气可避免高碳酸血症。气腹可以导致动脉血流和每搏输出量分别明显下降到 67% 和 68%,体循环阻力比术前增加 62%。动脉血压没有明显变化。腹腔放气后以上变化彻底恢复。

T 体位对心血管系统的影响是下腔静脉回流增加,心脏的前负荷增加,心输出量增加。反 Trendelenburg 体位(头高位 200,反 T 位)时,由于血流和下肢体位的共同重力作用,减少了静脉回心血量,直接降低心脏前负荷,最终导致心输出量减少。心脏的节律和频率的变化可影响心输出量。高碳酸血症或浅麻醉可引起心动过速,而内脏受牵拉和脚增加可引起迷走神经兴奋导致心动过缓。实验表明,全麻时在恒定的条件下,体位的变化明显影响静脉回流量。全麻患者出于机体容量感受器调节机制受到抑制,导致体位变化后由于重力作用使回心血量减少或增加,从而引起心输出量、SVR 的减少或增加。气腹时 IAP 增加和 CO_2 吸收引起的高碳酸血症是全麻患者交感神经兴奋儿茶酚胺增加的原因,也是血流动力学改变的重要因素。脚升高对心血管系统的影响不一。Kelm 等观察指出:IAP 中度升高时(≤ 15mmHg),心输出量随脚增高而增加。当继续升高时,腔静脉血回流将减少,心输出量下降。腹腔镜手术对心血管的影响也与高碳酸血症诱发心律失常、静脉空气栓塞、腔静脉受压、气胸和纵隔积气有关。腹腔镜手术中,出于有气腹的影响、变化体位后血容量的改变常常可以因增加了后负荷导致心输出量下降。这种反应是复杂的,表现为 65% 的体循环阻力增加,90% 肺循环阻力增加以及 20.60% 心脏指数(CI)下降。CO_2 气腹后循环系统表现为兴奋效应,交感肾上腺轴反应较为强烈。这是由于全麻时腹腔内脏大小神经均未被阻滞,CO_2 气腹使 IAP 增高,腹腔血管收缩,对腹膜的刺激引起交感神经兴奋,使血浆肾上腺素、皮质醇、血糖均升高,且血中儿茶酚胺及血管紧张素水平明显升高。头高位进一步减少静脉回心血量。心脏的节律和频率的变化可影响心输出量。高碳酸血症或浅麻醉可引起心动过速,而内脏受牵拉和 IAP 增加可引起迷走神经兴奋导致心动过缓。

气腹时气腹压可影响外周血管的阻力(后负荷)、静脉回流(前负荷)、心脏功能。当 IAP 增加时,静脉血管壁受压,静脉阻力上升,从而影响静脉回流,使心脏后负荷增大,体循环阻力增加,血压增高。腹内压增高及由于膈肌上抬引起的胸膜腔内压升高,使静脉回流受阻,回心血量减少,心输出量减少,反射性引起交感活性增加,加上腹膜的牵拉,这两个因素造成平均动脉压及心率增加。CO_2 气腹引起的高碳酸血症间接刺激颈动脉体、主动脉体化学感受器,使血浆中儿茶酚胺及肾上腺素、去甲肾上腺素、皮质醇、多巴胺、抗利尿激素等尤其是血管加压素都明显升高,引起外周血管收缩,间接地兴奋心血管系统。

气腹对体循环的影响取决于下列因素及其因素间的相互作用:IAP、建立气腹所用的气体、气腹本身所引起的神经内分泌变化、血容量和心功能状态等。一般可引起下列改变:平均动脉压和心率增加,外周血管阻力增加,左室收缩末室壁压和左室充盈压升高,外周血管阻力增大,心指数和每搏量下降。

小儿循环功能储备差,手术中血压、心率变化明显,尤其是婴幼儿,心肌顺应性较成人差,Frank-starling 机制不明显,故维持心输出量不变的有效途径就是增加心率。气腹压力越大,对心率和血压的影响越大,如果麻醉偏浅则更易造成心率加快,甚至有致室上速等心率失常的可能。气腹压力对循环的影响可通过以下几个方面表现出来:

(1)影响静脉回流

IAP增高迫使腹内脏器及下腔静脉血液流出腹腔的同时,又可使下腔静脉回流阻力上升,使其流速减慢,血液淤积,管腔扩大,增加深静脉血栓形成的机会。

(2)增高的IAP可压迫腹主动脉,引起体循环阻力(SVR)显著上升,心脏后负荷增大,使血压升高。

(3)气腹使腹膜拉伸,刺激迷走神经,对心肌收缩力及传导系统均有负性作用。

(4)高腹压下,可致心脏受压或转位,从而影响心脏做功。气腹条件下,许多因素均可通过影响心脏前后负荷和心肌收缩力,引起全身血流动力学改变。

4.气腹对内分泌系统的影响

腹腔镜手术神经内分泌的变化表现为:气腹短时间内血浆多巴胺、血管紧张素、肾上腺素、去甲肾上腺素、肾素、可的松等均可增加。血管紧张素与去甲肾上腺素的增加与心输出量、MAP及SVR的变化呈正相关。

目前普遍认为腹腔镜手术与传统开腹手术相比,应激反应轻。应激反应的强弱与年龄、手术范围、创伤程度有关,其变化主要以下丘脑-垂体-靶腺为主。在CO_2气腹中,由于腹内压增加,气道压升高及CO_2吸收入血,从而激发神经系统、内分泌系统和心血管系统的反应,通过中枢神经系统介导,启动肾上腺皮质反应,引起神经内分泌激素的释放,影响手术期疼痛的强度和器官功能的恢复,ACTH在介导应激反应中起关键作用。

颞叶、海马、下丘脑等广泛脑区促肾上腺素皮质释放激素(CRH)大量合成,过量释放的CRH,一方面经门静脉运到垂体前叶,刺激嗜酸粒细胞大量释放ACTH,进而引起高皮质醇血症;另一方面过量活化广泛脑区的CRH受体,引起交感神经异常兴奋,去甲肾上腺素大量释放和脑干功能紊乱,甚至多器官功能衰竭。这些过量释放的CRH通过干扰糖代谢可导致神经元的损伤。有研究表明,气腹后ACTH有上升趋势,30分钟分泌达高峰,直至气腹消除,手术结束时回到气腹前水平,说明垂体前叶的分泌对手术反应敏感,在应激情况下也起一定作用,但作用是短暂的手术后即自行消除,恢复到正常状态。有研究表明开腹手术后ACTH水平高于腹腔镜组及手术前水平,证明腹腔镜手术的应激反应小。

CO_2气腹时CO_2吸收使血CO_2分压升高,脑血管可因此有一定程度的舒张,从而使颅内压升高,高碳酸血症还导致神经系统兴奋,儿茶酚胺等缩血管物质释放增加,外周血管收缩从而影响血流动力学,这种影响可能会加重缺血状态下神经元的损伤。因此有脑缺血、内分泌疾病的患者,行 CO_2 气腹手术要慎重。CO_2 气腹手术中防止脑缺血、减少出血量、缩短手术时间,是减轻应激反应和稳定中枢神经系统调控的重要途径。

5. 气腹对肾功能的影响

目前大多数学者认为 CO_2 气腹对肾功能不可避免存在影响。一定 CO_2 气腹压力可以造成正常个体的肾功能变化,诸如尿量减少、血肌营升高、肾小球滤过率下降、肾血流量减少及尿酶改变。有人研究发现腹腔镜手术中注气时尿量减少,放气后尿量增加。气腹压力为 20mmHg 时,小儿肾血流及肾小球滤过率仅为基础值的 21% ~ 23%,肾血管阻力增加 55%,40mmHg 时仅为 7%,基本无尿,而 12 ~ 16mmHg 的气腹压力对小儿肾功能的影响轻微。Gomez 研究发现88%的婴儿术中出现少尿而儿童只有 14% 出现少尿,年龄越小危险性更大。Dolgerl 发现气腹过程中有血尿素氮升高。有人表明尿量减少的程度与腹腔镜内注气的压力关,CO_2 气腹压越高则尿量减少的程度越重。少尿症的机理可能与急性增加的腹内压有关。有人报道腹内压急性增加可引起急性的肾功能损伤,如果给予腹腔内减压则肾功能立即得到改善。

CO_2 气腹导致肾功能变化,肾小球滤过率下降,考虑原因有以下几种:

(1)气腹压对肾脏组织以及肾脏血管的压迫,肾皮质血流量减少,肾静脉回流阻力增加,肾细小静脉压升高。在猪的研究中,有人报道腹腔注气时肾皮质血流灌注减少 60%,而腹腔放气后回到注气前水平。Are 等报道气腹时肾血流减少36%。

(2)气腹下腹内压的上升增高了周围静脉压力,引起心输出量下降,伴有体循环血管阻力升高,导致肾血流下降。

(3)CO_2 气腹可导致高碳酸血症,交感神经兴奋,使肾素 - 血管紧张素系统(RASS)的活性增高,同时促进血管内皮细胞合成和释放内皮素增加,使肾动脉收缩,肾血流量(ERBF)下降,ERBF 减少亦可刺激肾素分泌,这种恶性循环加重了肾功能的损伤。

Drtega 等报道腹腔镜手术时 ADH 浓度急剧上升,但在开腹手术中未观察到此变化。Ngugen 等报道在腹腔镜 GBP 手术中抗利尿激素、高血压蛋白原酶、血管紧张素分泌显著增加。

虽然气腹引起上述变化,但目前尚未有肾功能正常患者腹腔镜手术后出现急性肾衰竭的报道,而且合并慢性肾衰患者的腹腔镜手术亦逐步开展。Carvalhal 对比肾切除术术中气腹前后血肌酐(Scr)和尿素氮(Bun)浓度,没有发现显著变化致。肖竣等对气腹前后血肌酐水平监测显示气腹后 30 分钟及 2 小时血肌酐水平较气腹前明显升高,但两者相比并无显著性差异,解除气腹后肾功能基本恢复正常。

总之,CO_2 气腹可导致肾功能的改变,肾小球滤过率下降,但是随气腹时间的延长,这种损害似乎没有进一步加重,气腹后肾功能恢复正常。但对肾功能异常者行腹腔镜手术应慎重,有人建议对肾功能异常者应适当降低气腹压力。

6. 气腹对机体免疫的影响

腹腔内感染和脓毒血症仍然是外科领域面临的一个问题,有人研究在腹腔镜手术中,二氧化碳气腹可以有利于调节系统免疫应答反应,具有抗感染性质。二氧化碳气腹可以减少由脂多糖和盲肠结扎穿刺术诱导的脓毒症,但具体的机制尚不明确。

综上所述,腹腔镜手术气腹时可引起呼吸、循环功能和肾功能等方面的影响,但是在心肺功能正常的患者没有引起临床的有害并发症。我们相信腹腔镜手术的各种优点能平衡术中的各种风险,在不久的将来腹腔镜手术将突飞猛进的发展。

7. 小儿腹腔镜手术中的应激反应

机体的应激反应通过神经内分泌系统引起一系列生理反应。

首先发生交感肾上腺髓质反应,导致机体内儿茶酚胺分泌增多,表现为心率增快,心肌供氧/耗氧失常,MAP 升高,各脏器血流灌注减少。其次下丘脑.垂体.肾上腺等内分泌轴激活,皮质醇分泌增多,引起一系列代谢改变,出现免疫抑制。

胆囊切除术的小儿,腹腔镜术式与开放术式相比,可以减少术后的急性期反应,反应组织损害的 C 反应蛋白和白介素 –6 的血浆浓度显著降低。腹腔镜术后的代谢反应(高血糖,白细胞增多)同样减少。因此,可能更有效地维持了氮平衡和免疫系统功能。腹腔镜减少了开放暴露和对小肠的操作,并减少了腹膜切开和创伤。所以,腹腔镜术后肠梗阻发生率显著降低,禁食、静脉输液时间和住院日显著缩短。这些因素可以减少经济费用,减轻患者经济负担。

尽管腹腔镜手术减少了常规手术的创伤,但与开放的胆囊切除术相比内分泌变化无明显差别:可的松和儿茶酚胺的血浆浓度,和尿液代谢产物、麻醉药需要量两种操作几乎相同。

　　腹腔镜胆囊切除术硬膜外复合全麻与单独全麻相比并不减少应激。继发于腹膜牵拉的疼痛和不适,和气腹引发的血流动力学改变及通气改变可能参与腹腔镜的应激。然而腹腔镜减少了体腔神经的传入,而体腔神经的传入可能是术后高血糖,内脏伤害感受的重要因素。术前给予 α2 激动剂可能减少术中应激反应。

　　在麻醉方法的选择上,有研究发现,单纯全麻组气腹期间和拔管时 MAP、心率及血糖水平均明显升高,而全麻联合硬膜外麻醉组则升高不明显,提示单纯全麻时交感.肾上腺轴反应较为强烈。其原因可能是硬膜外麻醉除可阻滞交感—肾上腺髓质的传出神经冲动外,还能阻滞伤害性刺激信号从手术区域向中枢神经系统的传导,减少了应激反应引起的高代谢和下丘脑 – 垂体 – 肾上腺系统的兴奋,且硬膜外麻醉所致的外周血管扩张可部分消除气腹及高应激激素增多所致的体循环阻力增加。

　　有文献证实,全麻联合硬膜外麻醉可有效抑制手术区域神经元的兴奋性,从而能减低血中儿茶酚胺等浓度的增高,有助于维持血流动力学平稳。另外,单纯全麻只能抑制大脑皮质边缘系统或下丘脑对大脑皮质的投射系统,不能有效地阻断手术区域伤害性刺激向中枢传导;硬膜外麻醉可以从源头上直接阻断神经冲动的传导,将应激反应调控在一个较低的水平,使血流动力学平稳,有助于患儿术后恢复。但单纯硬膜外麻醉用于小儿腹腔镜手术时,小儿常不能耐受,故两种方法联合用于小儿腹腔镜手术,是一较合理的麻醉选择。

8. 气腹对机体的其他影响

　　(1)体液平衡

　　一些患者由于气腹导致液体过量。比起常规开腹手术来讲,腹腔镜手术的体液丢失量是少的。增加 IAP 可减少肾小球滤过率,导致尿量减少,但永久性的肾脏损害未见报道。所以补液量并不需要很多。

　　(2)体温

　　围术期使体温降低的有害因素包括心功能不全、心律失常、呼吸抑制、低血钾、易感染性增加、负氮平衡、血小板减少、凝血因子耗减等。寒战作为一种增加体温的代偿性表现,也会显著地增加耗氧量。麻醉药可影响体温调节机制如小儿裸露在凉的手术环境中带来的迅速热量散发等。另外冷的静脉输液,开放性手术中由于增加了暴露的表面积导致水分蒸发增加,小儿的年龄、体表面积、手术时间长短等综合因素可影响低体温程度和结果。

　　与开腹手术相比,腹腔镜手术保持在一个密闭的空间,体温随着 CO_2 气腹时间的延长会略有上升,钠石灰中吸收呼出的 CO_2 也有轻度的产热作用,同时术者使用腹腔镜热光源的操作的影响及小儿的体温中枢发育调节不完善,会使体温有所升高。杜怀清观察 40 例婴幼儿先天性胆总管囊肿腹腔镜下手术麻醉的患者共有 7 例体温超过 38 摄氏度,采取冰袋物理降温或暂停气腹后有所下降。尽管如此,CO_2 气腹引起低体温的可能性仍存在。当压缩的 CO_2 通过调节器从 1350 ~ 37 600mmHg 的压力降到 15mmHg 时,气体容易变凉。在穿刺口和经常交换器械时出现的漏气情况下,保持适宜的气腹状态,通常需要高速的气流补充,故潜在性的冷却反应大大存在,外科医生和麻醉医生要注意最大限度地减少腹腔镜术中产生低体温的因素,特别是伴有气体泄露的长时间的手术过程,使用电热毯值得推荐。因此,在小儿 CO_2 气腹麻醉过程中,除对血流动力学及肺通气监测外,还需注意体温的监测,力求小儿腹腔镜麻醉的安全性。

（3）颅内压（ICP）

CO_2 气腹时脑血流量增加,流速增快,颅内压及脑脊液压力上升,可能与气腹压力及体内 CO_2 水平有关。曾经有报道脑室分流的患者作腹腔镜手术,虽然 IAP 不高,$PaCO_2$ 正常,但是 ICP 增加很明显。其机制可能是脑室分流,分流远端梗阻,静脉回流受限,脑血管充血。高碳酸血症增加脑血液回流,ICP 增加,头低位时更明显。IAP 增加导致 ICP 增加,心输出量降低及胸膜腔内压的增加可引起脑灌注压的明显下降。

（4）肝功能

以超声流量探头测定在不同气腹压力条件下小儿门静脉血流量,发现门静脉血流量随腹内压增高进行性降低,门静脉压力以及门脉－肝内血流阻力进行性上升,解除气腹后三者即刻回到基础值。此外,腹膜伸展及下腔静脉回心血量降低均可刺激动物体内儿茶酚胺及血管加压素的释放,使肠系膜及肝脏等腹内脏器血管收缩,肝动脉血供减少,因此肝硬化、门脉高压、休克等情况下不主张行腹腔镜手术。

第二节　小儿胸腔镜手术的病理生理

1971 年 Klim Covick 首次报道 43 例小儿肺疾病的胸腔镜诊断,1976 年 Rodgers 用胸腔镜进行小儿肺、胸膜活检。随着内镜手术器械的不断更新以及麻醉和手术经验的积累,将胸腔镜技术从仅仅能做简单的胸膜活检或处理胸腔积液发展到更为复杂的治疗。

小儿胸腔镜手术的设备与成人不同，常需要气腹机。因儿童胸腔不大，且狭窄的肋间限制胸腔镜的活动，适宜应用 3~5mm 30°或 45°的光学试管，旋转镜体后可使观察范围更广。基本操作技术与成人大致相同，但小儿肺组织娇嫩，术中操作应轻柔、快捷、准确，避免过多钳夹或牵拉肺组织，以免造成肺组织挫伤、水肿，增加术后并发症率。侧卧位是最常用的体位，适于绝大多数单侧胸内病变的手术。小儿胸腔操作空间小，为了最大限度地利用有限空间，手术选择置镜切口的位置非常重要。置镜位置最好远离病灶，仰卧位时一般在腋前线 4~6 肋间，侧卧位一般在腋中线 6~8 肋间甚至更低的位置。在成人置镜切口、操作切口与手术部位一般呈菱形分布。但小儿胸腔体积小，尤其病变在胸腔中下部，切不可过分强调菱形分布，造成操作困难，甚至损伤膈肌。作者的经验是病变与置镜切口、操作切口呈扇形分布也不会产生相互间的干扰。

随着胸外科、骨科手术要求的提高，手术过程中，单肺通气是必不可少的通气方式，因为它有助于术野的清晰显露，方便手术操作，减少手术时间，降低手术风险。小儿手术中越来越多应用单侧肺通气技术，如前纵隔肿瘤、先天性肺囊肿、先天性膈疝、气管食管瘘或胸腔镜辅助手术、前路胸椎病灶清除、融合术等都需要术中应用单肺通气技术。因此单肺通气是小儿胸科麻醉对麻醉医师的挑战。随着器械的更新和纤维支气管镜的改良，单肺通气的建立有了更多的方法，这项技术也进一步被应用于越来越小的儿童，甚至婴幼儿。

(一)单肺通气的主要方法

双腔管插管全身麻醉下单肺通气、单腔支气管插管、支气管阻塞，Univent 导管等。与成人相比，小儿单肺通气容易出现呼吸功能、血流动力学以及氧合曲线的改变，这与小儿肺组织内分泌功能不成熟、功能残气量小、肺内分流增加、容易发生缺氧和代谢性酸中毒等因素有关。因此，术中应注意对通气肺的呼吸进行管理和控制，以防低氧血症和心肺功能不全等的发生。

(二)小儿单肺通气的病理生理

在胸科手术期间，多种因素影响通气/血流(V/Q)的匹配，如侧卧位患侧肺的压迫引起健侧肺膨胀不全；单肺通气导致术侧肺萎陷；吸入麻醉药和血管扩张药的影响。婴幼儿和儿童与成年人相比，侧卧位对 V/Q 比值的影响不同。

　　成年患者手术时患侧肺在上,健侧肺在下的这种侧卧体位对氧合是比较理想的。由于重力作用,流体压力梯度使得患侧肺的血流向健侧肺转移,以维持 V/Q 的匹配。然而患儿则不同,单侧肺疾病,健侧肺在上可以改善氧合。

　　几个因素可以解释成人和儿童的这种差异:

　　(1)儿童胸廓软,易被压缩不能支撑下侧肺,因此功能残气量接近残气量(功能残气量丢失),造成健侧肺在潮气呼吸下就有气道闭合。

　　(2)成人侧卧位时,患侧膈肌有机械优势,被腹部流体压力梯度锁定,而在儿童这种压力梯度减小,因此降低了患侧膈肌的功能优势。

　　(3)婴幼儿体型小也减小了健肺、患肺间的流体压力梯度。患肺灌注相对增加,健肺灌注相对减少,造成 V/Q 比值失衡。

　　(4)婴幼儿氧需大,功能残气量小更易导致缺氧。儿童氧耗为 $6 \sim 8mL/(kg \cdot min)$,成人为 $2 \sim 3mL/(kg \cdot min)$。因此儿童侧卧位更易导致低氧危险。

　　人工气胸时使肺组织塌陷,在便于手术的同时,会产生通气血流比异常,肺内分流增加等一系列病理生理改变,是产生术中低氧血症的最主要原因。而缺氧性肺血管收缩(HPV),是一种人体对缺氧的内源性保护反射。动物实验表明 HPV 的作用可使塌陷的肺血流占心输出量的比例从 40%~50% 降至 25% 左右。而且 FiKe 等研究了不同年龄的家兔对缺氧的不利影响,发现年龄与缺氧性肺血管收缩反应有很强的相关性,年龄越小,肺收缩反应愈明显。

参考文献

　　1. 洪云霞.不同 CO_2 腹压对婴儿腹腔镜手术呼吸和循环功能的影响.浙江大学硕士学位论文,2008

　　2. 李丽伟.小儿腹腔镜手术临床麻醉进展.郑州大学硕士学位论文,2005

　　3. 鞠衍馨,田德民.小儿腹腔镜手术麻醉.人民军医,2007,50(2)

　　4. 刘文英.小儿胸外微创手术的历史和进展. J Appl Clin Pediatr,2011,26(23)

　　5. 刘伟,耿万明.小儿单肺通气的麻醉.中华临床医师杂志,2011,5(8)

　　6. 江泽熙,胡廷泽.小儿胸部外科学.武汉:湖北科学技术出版社,2008

　　7. Lynda J. Means, Morton C. Green, Rahila Bilal. Anesthesia for Minimally Invasive Surgery, Seminars in Pediatric Surgery,2004,13(3)

　　8. 王英伟,连庆泉.小儿麻醉学进展.北京:世界图书出版公司,2011

第八章　小儿腔镜手术术中麻醉管理

第一节　小儿腹腔镜手术的麻醉管理

腹腔镜手术是小儿外科最主要的术式之一。腹腔镜手术较常规开腹手术在病理生理学方面有显著性差别。硬膜外麻醉复合全麻是近年来小儿腹腔镜手术麻醉最主要的麻醉方法。麻醉新药如异丙酚、REM 在该类麻醉中应用广泛,肌松药多选用 Roc。TCI 是目前较为准确的输注方式。麻醉监测包括 ECG、SpO_2、听诊、MBP、$PETCO_2$ 等。

由于解剖生理特点与成人有许多不同之处,婴幼儿腹腔镜手术有其自身的特点,主要表现在:

(1)婴幼儿腹腔小,操作空间小。为了最大限度地利用有限空间,术前必须插胃管和尿管,抽取部分液体,以缩小胃和膀胱的体积,必要时术前进行洗肠,排空结肠内的气体。

(2)婴幼儿以腹式呼吸为主,血压低,术中 CO_2 气腹压力不宜超过 10mmHg。术中要保证完善的肌松,腹壁充分松弛,增大腹腔空间。

(3)婴幼儿腹壁薄,只要肌肉松弛满意,较低的压力(6~10mmHg)就可以使腹腔隆起。但是腹壁薄,切口处极易漏气,在做切口时不可过大,对漏气切口要及时处理,否则,过快的气体循环会带走患儿的热量,导致低体温并发症。

(4)婴幼儿肝、脾偏低,膀胱偏高,而后腹壁与前腹壁之间的距离又小,插入气腹针和 Trocar 时要加倍小心,避免意外损伤。

一、麻醉前准备

(一)术前禁食

术前禁食的目的是降低反流、误吸的发生率,避免发生吸入性肺炎。传统观念认为婴幼儿术前禁食的时间应为 8 小时,禁饮 4~6 小时。研究表明,胃的排空可用半排空时间表示,水的半排空时间为 12 分钟,表明摄入水 1 小时将有 95% 被排空。母乳半排空时间为 25 分钟,人工配制品为其 2 倍。美国麻省总医院 认为,6个月以内婴儿麻醉前 6 小时可进食固体食物和牛奶,麻醉前 3 小时可进糖水或果汁,36 个月以内幼儿麻醉前 6 小时禁食牛奶及固体食物,麻醉前 2 小时禁食清流质。如手术推迟,应静脉补液。

(二)麻醉前用药

婴幼儿术前的哭闹,不但影响麻醉过程平顺,也引起家长的不安、疑虑,因此,应予术前镇静。与传统肌内注射给药方法相比,口服给药具有无痛、作用快和可靠等优点,更适合婴幼儿。目前,婴幼儿麻醉前用药较多为咪达唑仑。口服咪达唑仑剂量范围可达 0.25~1mg/kg,临床常用 0.5mg/kg。氯胺酮口服具有相同的药效。婴幼儿口服咪唑安定和氯胺酮在合适的剂量下可以作为有效的麻醉前用药,在具体实施过程中应加强对呼吸循环功能的监测,以确保安全。腹腔镜手术的患者术前予镇静药和抗胆碱药有助于防止 CO_2 充气引起的心动过缓。

二、术中麻醉管理

(一)麻醉方法

到目前为止,还没有一种麻醉方法成为小儿腹腔镜手术理想的麻醉方法,不同麻醉方法对呼吸和血流动力学有不同的影响。

传统腹腔镜手术多采用全身麻醉,使用机械通气控制呼吸,但麻醉药和肌松药在麻醉后易出现迁延性呼吸抑制,对于新生儿尤其明显。腹腔吸收 CO_2 以及气腹所致通气的机械损伤和特殊体位的使用均会导致高碳酸血症。而使用局部阻滞麻醉复合短时效的麻醉药可以提供一个镇痛完美的环境,减少了使用人麻药引起的术后恶心、呕吐和呼吸抑制。

近20年研究发现,在生理或病理状态下,自主呼吸过程中会出现呼吸肌疲劳(泵衰竭),而呼吸肌疲劳是呼吸衰竭发病中的重要环节。呼吸肌疲劳是指呼吸肌肉在负荷下活动而导致其产生力量和/或速度的能力下降,此能力的下降可通过休息而恢复,是一种可逆性肌无力。呼吸肌的压力—时间指数(PTI)常用于检测呼吸肌疲劳。PTI为吸气压占最大吸气压分数(Pbrcath/Pimax)和吸气时间分数的乘积。一般情况下,当PTI超过0.15时呼吸肌就进入隐匿性疲劳状态。PTI越高,呼吸肌疲劳发生越快,PTI大于0.25容易出现显性呼吸肌疲劳。

文献报道在单纯采取T体位开腹手术的患者中呼吸频率在术中逐渐增快,肺顺应性逐渐下降,患者呼吸功逐渐增加。尽管如此,PTI没有出现明显改变,说明T体位下手术患者没有出现呼吸肌疲劳现象。T体位同时进行CO_2气腹对患者呼吸功能影响更明显。其原因与T体位下气腹时增加了IAP,使膈肌活动进一步受限和CO_2吸收增加等有关。因此,腹腔镜手术随着手术时间延长患者呼吸力学可发生明显改变,可能出现呼吸肌疲劳现象,因此应以气管插管全身麻醉为宜。

小儿对硬膜外麻醉的反应较成人为佳,由于婴幼儿的神经髓鞘形成不完善,神经纤维细,应用较低浓度的局麻药就可以阻滞完善,近年来,硬膜外麻醉复合全麻在临床应用逐渐增多。其优点在于用药灵活,相互取长补短,由于并用机械通气,可以改善通气条件,不致引起缺氧和CO_2蓄积,而且较低的局麻药浓度本身对运动神经纤维的影响较小,仅使用小剂量的全麻药,术后吞咽反射可恢复,拔管的呼吸平稳,同时这种方法对循环系统的扰乱轻,发生过程也较缓慢,使循环系统有较充裕的时间来代偿,减弱了应激反应,并且选择硬膜外麻醉方法避免了由于不适当的麻醉方法引起的血压增高,通过心率的增加维持了心输出量,减少麻醉不良反应的发生。全麻药量的减少使术毕清醒速度明显加快,对小儿的苏醒尤为有利;硬膜外腔中使用利多卡因可以增加机体对CO_2引起的通气反应;硬膜外麻醉不但可以为外科手术提供一个良好的肌松、镇痛完全的环境,而且阻断了应激反应所必需的传出神经,削弱了应激反应的心血管效应,从而保护了小儿的心脏功能;而且硬膜外麻醉良好的镇痛作用使苏醒阶段更加舒适,苏醒质量提高。新生儿腹腔镜麻醉,腹腔容积小,气腹要求肌松充分,全身麻醉难以保证术后及时清醒,而使用硬膜外麻醉复合短时效的全身麻醉药可以提供一个完全的镇痛镇静环境,并且苏醒迅速,恢复及时。

　　小儿腹腔镜手术均采用气管内麻醉,可复合硬膜外麻醉或骶管麻醉。术前30分钟予以阿托品 $0.02mg/kg$,苯巴比妥 $5mg/kg$ 肌注,常规置胃管。麻醉诱导选择静脉或吸入。非选择性手术要考虑胃内容物反流的危险,麻醉选择快速诱导麻醉减少肺误吸的发生。IAP升高则胃内容物反流误吸的风险升高,误吸可发生在麻醉诱导期或术中、术后的任何阶段,婴幼儿的神经系统发育不完善、保护性反射能力较弱、腹部膨隆、胃液相对量较多以及呼吸管理难度较高,再加上腹内充气,更易发生PONV。术前应该预防性地应用镇吐药物(恩丹西酮、氟哌利多)。置鼻胃管有胃肠减压,减低胃容积,降低veress和外套针穿透腹壁时损伤腹腔脏器的发生的作用。

　　短时间的腹腔镜诊断可以采用面罩或喉罩给氧保持自主呼吸。大部分腹腔镜手术麻醉需要气管插管和控制呼吸。使用肌松药,充气中需要增加VT和(或)呼吸频率以便增加通气量。一些因素可导致高碳酸血症,包括麻醉药和肌松药引起的呼吸抑制、腹腔内吸收 CO_2 以及气腹后通气的影响。

　　麻醉诱导硫苯妥钠或丙泊酚 $2\sim2.5mg/kg$,维库溴铵 $0.1\sim0.15mg/kg$,芬太尼 $3\mu g/kg$ 。气管插管后接麻醉机控制呼吸,VT $8\sim10mL/kg$,RR $15\sim25$ 次/min,I:E为 $1:(1.5\sim2.0)$,根据 $PETCO_2$ 调节呼吸机参数。吸入异氟醚维持麻醉,依据肌松监测追加维库溴铵,适时追加芬太尼。

　　对心功能较差的患儿应避免应用直接抑制心肌的麻醉药物,选择扩血管为主的麻醉药如异氟醚更为有利。目前认为在腹腔镜手术中应用氧化亚氮并无直接的影响,也无证据表明必须加大肌肉松弛药的用量以提供比一般开腹手术更深度的肌松。腹膜牵张能增加迷走神经张力,导致心动过缓,术中应做好随时应用阿托品的准备。复合硬膜外麻醉的方法并不能减轻腹腔镜手术的应激反应,原因可能为腹腔镜手术的应激反应由腹膜牵张,循环、呼吸改变等多种因素引起。

(二)新麻醉药物的应用

1. 异丙酚(Propofol)

　　异丙酚已广泛应用于麻醉的各个领域。自1999年开始被批准用于3岁以下小儿。因其独特的药代学特性,近年来已大量应用于儿科患者。异丙酚用于小儿全麻诱导的显著特点是起效快而平顺,能在一次臂脑循环时间内发挥作用。年龄越小或体重越轻的小儿,单位诱导剂量越大。

　　早期研究未用麻醉前用药的 $3\sim12$ 岁小儿,异丙酚平均诱导剂量为2.3 ~

2.9mg/kg；进一步研究发现使小儿睫毛反射消失的 ED95 为 2.0mg/kg，确保入睡及对戴面罩不产生挣扎反应的 ED95 为 2.3mg/kg，故诱导推荐剂量为 2.5 ~ 3.0mg/kg。以异丙酚静脉麻醉维持在成人静注速度需 4 ~ 12mg/(kg·h) 即可维持满意的麻醉深度，在小儿则需 9.15mg/(kg·h)，异丙酚血药浓度维持在 1.5 μg/mL 才能发挥相应的麻醉作用。

异丙酚用于麻醉维持的特点是可控性强且浓度可预计，另外术中血流动力学相对稳定，兴奋性副作用发生率低。

麻醉恢复期异丙酚的最大特征是苏醒时间早，功能恢复完善。患儿清醒，脑功能如精神活动，认知能力的彻底恢复明显快于其他静脉麻醉药和吸入麻醉药，尤适于小儿腹腔镜手术麻醉。另一显著优点是 PONV 的发生率极低。有研究比较异丙酚和硫喷妥钠诱导麻醉的恢复情况，异丙酚比硫喷妥钠诱导苏醒时间短，且 PONV 发生率低。

2. 瑞芬太尼(Remifentanyl, REM)

瑞芬太尼(Remifentanyl, REM)是一种新型 μ 受体激动剂，其药效强，起效迅速，作用消失快，无蓄积作用，同时作用易于控制，安全可靠和对肝肾功能影响小。由于瑞芬太尼对非阿片受体无明显结合，可被纳洛酮完全拮抗。

REM 起效快，分布容积小，清除速率快。REM 血脑平衡时间短，这与阿芬太尼相似。因此，REM 单次注射 1.5 分钟即可达作用高峰。阿芬太尼的达峰时间与此相似，芬太尼需 3.4 分钟，吗啡则要 20 分钟。REM 的药代动力学不受终末器官的功能影响，肝功能或肾衰竭患者的药代动力学与正常人一致。但需注意的是，肝功能衰竭的患者对 REM 的通气抑制作用更敏感，较小剂量就能使分钟通气量下降50%，但镇痛与苏醒不受影响。

瑞芬太尼主要被血液和组织中的非特异性酯酶所水解，红细胞为主要代谢场所。血浆胆碱酯酶的功能及新斯的明等抗胆碱酯酶药物和非去极化肌肉松弛剂均不会影响其分解。REM 的代谢产物活性极低，主要由肾脏原形排除。对于肾衰竭的患者，即使连续输注 24 小时，其蓄积的代谢产物也不会达到临床有效浓度。因此，肾衰竭的患者对 REM 的敏感性并不增强，苏醒也没有改变。在 2 ~ 12 岁儿童，REM 的药物代谢(分布容积、清除率和半衰期)与成人一致。

REM 对血流动力学的影响呈剂量依赖型。当剂量 2μg/kg 时，REM 对收缩压和心率的影响很小，用 REM < 10pg/kg 单独诱导时，可使血压下降 10% ~ 40%，而心率轻微下降。与异氟烷合用麻醉维持时，对循环的抑制较轻。REM 对呼吸的影

响也呈剂量依赖型。在无外界刺激的情况下,以 $0.05 \sim 0.1\mu g/(kg \cdot min)$ 的速度滴注时,每分通气量下降50%。研究 REM 对肝功能不全及肾功能严重受损的患者与正常人每分通气量的影响,发现每分钟通气量降低程度两组无明显差异。REM的呼吸抑制程度是阿芬太尼的 $10 \sim 20$ 倍。轻度的呼吸抑制在减少用量或停药后3分钟内可完全恢复。此外可用纳洛酮拮抗 REM 的呼吸抑制作用。REM 对中枢神经系统的影响呈剂量依赖型。2001年 Garv 首次报道单用 REM 致惊厥的案例。其机理不清,可能是癫痫病灶的兴奋所致,合用咪达唑仑或减少 REM 的用量可避免癫痫的发生。REM 对脑血液、颅内压和脑代谢的影响类似于其他 u 受体激动剂。REM 常见的副作用有低血压、肌肉强直、呼吸抑制和恶心呕吐。

REM 作为诱导的基本用药,因其不能保证意识消失,而且呼吸暂停、肌肉僵直和心动过缓发生率较高,故不能单独进行麻醉诱导。麻醉诱导通常 REM $11\mu g/kg$ 和异丙酚 $1.2mg/kg$ 合用进行麻醉诱导。用瑞芬太尼和异丙酚联合用于小儿麻醉诱导时,REM 可降低达到意识消失所需异丙酚的量。REM 复合异丙酚静脉全身麻醉要及早进行术后镇痛。

靶控输注(TCI)是静脉麻醉给药方法的重要改进,它以药代动力学和药效动力学为基础,通过调节目标药物血浆或效应室浓度来控制麻醉深度。是目前全凭静脉麻醉较为准确的输注方式。

超短效静脉麻醉药异丙酚和新型超短效的阿片药瑞芬太尼已广泛用于临床麻醉。异丙酚能维持效应室或血浆异丙酚的浓度在有效的范围

异丙酚 TCI 能维持效应室或血浆异丙酚的浓度在有效范围,避免有效浓度的波动带来的术中知晓、循环、呼吸抑制等并发症。与传统的静注、静滴及计算机辅助输注的给药方法相比,异丙酚 TCI 可提供更为精确的药物有效浓度及麻醉深度。异丙酚 TCI 诱导所需选择的目标浓度除了根据小儿的药代参数,更应针对每个小儿诱导时的临床征象来确定。有研究表明,在无伤害性刺激时异丙酚的血药浓度与脑电双频谱指数(BIS)有相当好的相关性。对于一些有严重心血管疾病的小儿,难以完全根据血压、心率等临床征象判断诱导深度时,可以根据 BIS 值来判断诱导剂量是否合适。研究发现在 $3 \sim 9$ 岁小儿中,用瑞芬太尼 $4\mu g/kg$ 加异丙酚 $3.0mg/kg$ 诱导时,插管效果良好。诱导时加用麻醉性镇痛药仅影响伤害性刺激存在时的 BIS 值。小儿使用异丙酚 TCl 复合阿片类镇痛药 TCl 全凭静脉麻醉法,麻醉深度易于控制。麻醉维持中一般先选定阿片类镇痛药的目标浓度,然后根据术中的刺激强度和患者的反应,再调节异丙酚的目标浓

度。TCl 停药后从麻醉状态转到清醒状态可以用 BIS 值来判断,停药后 BIS 值逐渐升高,听觉诱导电位(AEP)从麻醉状态转到清醒状态前约 1 分钟突然升高,因而从 AEP 变化更容易判断拔管时机。但需要注意的是在联合使用异丙酚和瑞芬太尼时,不能依赖计算机预计的清醒浓度来判断小儿的苏醒情况,而应考虑药物相互作用对苏醒时间的影响。

3. 罗库溴铵(Rocuronium,Roc)

理想的肌松药应具备以下特点:

(1)强效的神经 – 肌肉阻滞作用,起效快,持续时间短。

(2)非去极化型的阻滞作用。

(3)副作用极低或无副作用(如自主神经节阻滞或外周副交感,尤其是心脏迷走神经阻滞)。

不同年龄范围小儿的神经肌肉功能不同。1 岁以下的婴儿对非去极化肌松药敏感,所需药量较小;1 岁以上的儿童耐药性增强而需要较大剂量的药物,NMB 在小儿各年龄段的不同比小儿个体之间的差异更明显。小儿腹腔镜麻醉中常用的肌松药有琥珀胆碱、潘库溴胺、维库溴胺、阿曲库胺、罗库溴铵等。由于琥珀胆碱具有减慢心率、升高血钾及恶性高热等不良反应,且有报道在儿童存在高钾性心搏骤停的危险,近年已限制其在小儿麻醉中使用。

对小儿麻醉而言,需要一种与琥珀胆碱起效和消除相近而副作用又少的非去极化肌松药。小儿腹腔镜手术麻醉中肌松药的选择多用罗库溴铵(Rocuronium,Roc)。

罗库溴铵是一种相对低效价、中时效的甾类非去极化肌松药。效价强度仅为维库溴胺的 1/8 ~ 1/10。其代谢产物没有药理学活性,主要优点为起效迅速其主要优点为起效迅速。Roc 有轻微的类阿托品样作用,可引起短暂的心率增快,不释放组胺。Roc 的药代动力学与维库溴胺相似,主要由肝脏代谢,其次是肾消除。与维库溴胺不同的是,Roc 的代谢产物没有药理学活性。Roc 和维库溴胺可产生程度相似的 NMB,其达到最大阻滞和 NMB 的恢复时间均较成人迅速。儿童使用异丙酚麻醉诱导后,给予 Roc 0.6mg/kg 后 60 秒时达到的气管插管条件与琥珀胆碱相似。增加 Roc 的剂量可更早提供满意的插管条件。当 Roc 由 0.6mg/kg 增加至 0.9mg/kg 时,其起效时间缩短 28%,但其肌松维持时间可延长 55%。如进一步增至 1.2mg/kg,30 秒后即可产生与琥珀胆碱 1.5mg/kg 相似的插管条件,但其第一肌颤搐(T1)恢复时间较琥珀胆碱明显延长(分别为 17.3 ±21.7 分钟和 5.05 ±2.5 分钟)。

Roc 在婴儿使用效能高于儿童,但在儿童起效却更迅速。平衡麻醉时婴儿和儿童的肌松恢复相似。因 Roc 的血浆代谢清除率具有年龄依赖性增加的特性,在 4～11 岁儿童中的肌松维持时间较婴儿和成人缩短。Roc 可增加儿童心输出量,使肌松药从神经肌肉接头消除速度加快,可能也是其作用时间较成人缩短的原因之一。给予新斯的明拮抗后,其肌松作用的消退速度儿童比成人迅速。在婴儿和儿童肌内注射 Roc 后评价气管插管条件、起效和维持时间等的多中心研究中发现,婴儿和儿童肌内注射 Roc 后,不能提供满意的插管条件,当需要快速气管插管时,Roc 并不是取代琥珀胆碱的合适药物。临床观察发现,使用 1～2 倍 ED95 的 Roc 后有 11%～18% 儿童出现短暂的心率增快,但收缩压或舒张压均无明显改变。另有报道使用 Roc 后可引起过敏样反应。

(三)麻醉监测

小儿腹腔镜手术的麻醉监测包括:心电图(ECG)、脉搏氧饱和度(SpO_2)、听诊、平均动脉压(MBP)、体温探针和持续性呼吸末二氧化碳分压($PETCO_2$)的监测等。常规监测 HR、ABP、SpO_2、$PETCO_2$、ECG、肌松、体温,于必要时监测动脉血气。小儿腹腔镜气腹压力 1.07～1.60kPa(8～12mmHg)。

腹腔镜手术由于其特殊体位及人工气腹的建立,对呼吸、循环及神经内分泌代谢均可产生一定影响。全麻患者摆放体位时有可能发生支气管插管和低氧血症,体位变动时可能导致血流动力学状态发生骤然变化。腹腔充气时可能合并 CO_2 栓塞、气胸和纵隔积气。因此麻醉中完善的监测对保证患者安全尤为重要。

使用听诊器是监测患者通气状态最有效的方法之一,可以简单且充分地评价呼吸音及心音。患者意识水平、潮气量及气道开放或闭合的微小变化也可以及时发现。体温监测也相当重要,其目的是检测少见的恶性高热并避免常见的体温过低。腹腔镜手术中的高热是由于大量的低温 CO_2 进入循环而引起的,它可导致围术期疼痛加剧和增加氧耗。全麻过程中,$PETCO_2$ 监测是评价通气状况的最常用方法。在行 CO_2 气腹时,必须监测 $PETCO_2$。大量的 CO_2 被腹膜吸收,加之正常的通气机制被破坏,将导致患者出现高碳酸血症及酸中毒。呼吸频率.潮气量及 SpO_2 的监测可作 $PETCO_2$ 监测的辅助措施。

腹腔镜手术中无创监测反映的往往是患者基础临床状态,而不是手术的影响,对一般状态较差的患者,应采用 ABP 监测或经常做血气分析。

目前人工气腹时用于监测其血流动力学变化的方法很多,而 HemosonjcTMLoo

是一种新型、无创、连续的经食道超声心功能监测仪。它是将配有 M 型超声和多普勒超声系统的探头放入食管作降主动脉直径和降主动脉血流的监测,从而更准确的计算出心输出量等各项参数,是一种操作简单、容易定位、连续显示和安全的监测方法,可提供全面准确的血流动力学信息,从而有利于精确调整各种药物的使用,尽量维持血流动力学的稳定。

(四)并发症及处理

腹腔镜手术对小儿循环、呼吸的干扰可持续至术后,包括外周阻力升高和循环高动力状态,高碳酸血症和低氧等,应常规吸氧。术后的内脏牵拉痛、肩部不适与膈肌受牵拉有关,腹腔残余 CO_2 亦加重术后的疼痛,所以应尽量排尽。对术后的疼痛,一般的疼痛治疗方法均有效。术后恶心呕吐的发生率较高,术中应用丙泊酚能减少其发生。

小儿腹腔镜手术中麻醉、体位改变及 CO_2 气腹对呼吸、血流动力学及内分泌激素的产生等均有影响,可产生相应的并发症:呼吸系统的并发症有 CO_2 皮下气肿、气胸、纵隔气肿、心包气肿、支气管内插管、气栓和误吸;心血管系统的并发症有心率变异性(HRV)的变化和心律失常的发生;机体的应激反应有交感肾上腺髓质反应和下丘脑 - 垂体 - 肾上腺反应;PONV 是该类手术和麻醉后最常见的并发症,临床上可选用氟哌利多、地塞米松、格雷司琼、阿扎司琼等预防和治疗。

1. 气栓

实验证明 CO_2 1.5mL/min,空气 0.3mL/min 缓慢注入静脉不会引起任何表现,可以经肺泡毛细血管膜吸收,大量 CO_2 气团进入肺动脉可引起肺栓塞,临床表现为突发性血压急剧下降、急性肺高压、PETCO$_2$ 突然下降或为零、右心衰致心搏骤停,胸前壁听诊闻及水车样杂音。

处理:头低左侧位,中心静脉置管抽出气栓,心搏骤停患者行心肺复苏。

尽管气栓较少发生,但却是最危险的腹腔镜手术并发症。针头和 trocar 直接置入血管,或气体直接充入腹腔脏器中都会导致气体直接充入血管内。这种并发症主要发生于气腹充入时,特别是有腹腔手术史的小儿。因此,腹腔内开始充入 CO_2 时一定要缓慢(例如,速率不要超过 1U/min)。实际上,早期诊断和处理,可以减少气栓的大小和其引发的效应和后遗症。气栓也可出现在手术末期。CO_2 是最常用的腹腔镜气腹气体,因为它在血液中的溶解度高于空气,氧气甚至 N2O。由于碳酸氢盐缓冲对,血红蛋白以及血浆蛋白的原因,CO_2 的血液携带量较高。这些特性可以解释 CO_2 气栓治疗后临床症状缓解较快的原因。所以,致死剂量的 CO_2 气栓比空气大约 5 倍。

气栓的病理生理改变取决于气栓的大小和气体进入静脉的速率。在神经外科手术中,小气泡缓慢进入血管,会被肺血管截留,然而在腹腔镜手术中,高压下的快速充气可能会在腔静脉或右心房形成"气锁";静脉回流障碍导致心输出量下降甚或引发循环衰竭。人群中 20.30% 的患者存在卵圆孔未闭,而急性右心室高压可能导致卵圆孔开放,这会导致脑和冠状动脉的栓塞。这种栓塞亦可以发生在没有卵圆孔的患者中。通气/血流失调会增加生理无效腔并加重低氧血症。CO_2 气栓伴有空气栓塞并不会导致支气管痉挛或肺顺应性的改变。但是在 CO_2 气栓的报道中存在有气道压增高的现象。

气栓的诊断取决于右心发现气体栓子或气栓引发病理生理的表现。早期,小于 $0.5mL/kg$ 气体,包括多普勒声音的改变和平均肺动脉压力的增加。当栓子大小增加时($2mL/kg$ 气体),会出现心动过速,心律失常,低血压,中心静脉压增高,心音改变(millwheel 杂音),发绀,以及右心劳损的心电图改变;所有这些改变很少一致阳性。肺水肿也可以是气栓的早期表现。尽管经食道超声,食道或心前区多普勒超声,肺动脉导管是病理生理表现自口较敏感的探测少量气体的方法,但是因为腹腔镜手术中这类并发症的发生率较低,所以不适宜将这些侵入性或昂贵的检查列为常规操作。但是脉氧监测仪可以有效地监测低氧血症,二氧化碳监测仪和监测图对于气体栓塞可以更为有效地提供早期诊断并确定栓塞程度。

$PETCO_2$ 的下降是由于心输出量的下降和生理无效腔的增加所造成的。有趣的是,CO_2 栓塞可以造成两阶段的 $PETCO_2$ 改变:起初 $PETCO_2$ 下降,随后由于 CO_2 吸收入血所造成的排出增加,而 $PETCO_2$ 升高。自中心静脉内吸出气体或泡沫样血液可以确定性渗断。

CO_2 气栓的治疗包括立即停止充气和气腹排气。患者置于头低位左侧斜坡卧位。如果患者处于此体位,气体进入肺循环的量较少,因为气泡会置于心尖一侧远离右心室流出道。停止 N_2O 可以维持 100% 的 O_2 通气纠正缺氧,随后可减少气栓的大小和后续反应。由于生理无效腔的增大,高通气量可以增加 CO_2 的排出量。如果这种简单的方法没有效果,可以通过中心静脉或肿动脉导管吸出气体。

如需要心肺复苏应及时进行。心外按压可以将 CO_2 栓子粉碎成小气泡。CO_2 血中的高溶解性,导致其会被血流快速吸收,临床上 CO_2 栓塞的症状可迅速缓解。

心肺旁路可以成功地用于大量 CO_2 气栓。如果怀疑脑部气栓，一定要考虑高压氧治疗。

在使用激光的内镜治疗中也曾有气栓的报道。激光的蓝宝石手术刀，为避免激光引发温度损伤，刀头需要持续的气体冷却。蓝宝石刀头不小心穿入腹腔脏器，就可以导致气栓。因此，麻醉医生一定要警惕这种可能性。

2. 皮下气肿

CO_2 皮下气肿是一种意外情况下造成的腹膜外充气所致的并发症，但在某种需要腹膜外充气腹腔镜手术操作中也是一种无法避免的并发症，如腹股沟疝修补术。除此之外，在腹腔镜胃折叠术修补裂孔疝过程中，需将覆盖在膈肌裂孔上的腹膜打开，这会造成 CO_2 通过压力梯度进入纵隔而达到头颈部。

这些情况，VCO_2 和 $PaCO_2$ 以及 $PETCO_2$ 相伴增高。因此，在 $PETCO_2$ 达到高度平台后的任何增高都需要考虑这种并发症。VCO_2 的增高可以通过调节防止高碳酸血症的机械通气的方法来避免。在这种情况下，必须暂时停止腹腔镜操作等待 CO_2 的排出，在高碳酸血症纠正后可使用低压充气重新开始。实际上，CO_2 压力决定皮下气肿的程度和 CO_2 的吸收量。因此，在进行腹股沟疝修补术切开腹腔时，皮下充气维持一定的 CO_2 低压（10mmHg），$PETCO_2$ 的增加与 CO_2 气腹时观察的现象相同。一旦充气停止，CO_2 皮下气肿较为容易解决。因此，CO_2 皮下气肿甚至颈部的气肿，在手术结束并不是拔管的禁忌证。一般发生在充气后 30 分钟左右。当出现 $PETCO_2$ 升高经过度通气不能下降，以及 SpO_2 下降，同时存在颈部、胸壁有气肿，触诊捻发感，按压皮肤凹陷时应考虑皮下气肿。多数是由于建立人工气腹时，穿刺针没有穿透腹膜进入腹腔，针尖仍停留在腹壁组织中，气体注入腹壁之间的空隙所致。小儿在膈疝修补手术中气体可以经过纵隔形成头颈部皮下气肿，而在腹股沟疝修补术中由于手术需要必须人为造成软组织间的人工空腔，所以皮下气肿必然发生。

处理：先排除气胸、纵隔与心包积气，皮下气肿患儿使用粗针排气，过度通气。术毕应在 $PaCO_2$ 恢复正常后再拔除气管导管。

3. 气胸

由于小儿膈肌裂孔存在，手术撕裂等因素在气腹充气时气体会进入胸腔，造成纵隔气肿，单侧或双侧气胸，以及心包气肿。术中 CO_2 气腹时间过长，CO_2 气腹压力过高，为保证通气量而增大压力造成张力性气胸也是导致气胸的原因。

当腹腔内压力增加时,胚胎时期残留的腹腔、胸腔和心包腔之间潜在的通道会被开放。气体可以通过横膈膜的缺损或主动脉的弱点以及食道裂孔进入胸腔。气胸会导致胃食道接口处胸膜撕裂(裂孔疝胃折叠术)。与通常开放的腹胸导管主要在右侧胸腔(与腹水和腹腔透析引发右侧胸腔积液相同的径路)相反,胃折叠术引发的气胸通常位于左侧。另外,由于气腹时分钟通气量的增加,已存在的肺大泡会破裂导致气胸。这些并发症的潜在危险性可能导致呼吸和循环障碍。

二氧化碳气胸(CO_2 气胸)减少胸肺的顺应性并且增加气道压力。主要表现为 SpO_2 下降,气胸侧呼吸音降低,同时可能伴有皮下气肿。VCO_2 和 $PaCO_2$ 增高,此后 $PETCO_2$ 升高。实际上,不仅仅是 CO_2 的吸收面积增加,并且胸膜的吸收能力也比腹膜强。肺泡破裂造成的气胸,因为心输出量的下降,$PETCO_2$ 并不增高反而下降。血流动力学和毛细血管去氧合作用并不是恒定不变的,但张力性气胸会出现心肺功能障碍。腹腔镜手术者观察到的一侧横膈的异常运动对诊断也有帮助。诊断必须通过听诊和 X 线检查来确实。需要注意的是颈部和上胸部的皮下气肿可以不伴有气胸。

如果引起气胸的气体弥散度高,如氧化亚氮和 CO_2,并且患者不伴有肺部创伤,则气胸在排气后 30~60 分钟可缓解。因此,腹腔镜手术中发生 CO_2 气胸,可按以下原则处理:

(1)停止给予 CO_2。

(2)调整通气设置,纠正低氧血症。

(3)给予呼气末正压通气(PEEP)。

(4)尽可能减低 IAP。

(5)与外科医生密切协作。

(6)除非必须,避免胸腔穿刺,因为在排气后气胸会自行缓解。由先天性肺大泡引发的气胸,PEEP 禁止使用并且必须进行胸腔穿刺。

4. 纵隔与心包积气

考虑患儿有气胸可能时应常规术中摄片,往往可以发现纵隔与心包积气。必要时可以心包穿刺或胸骨上凹皮肤穿刺。

5. 循环并发症

(1)小儿腹腔镜手术中心率变异性(Heart Rate Variability,HRV)的变化。

HRV 是反映自主神经系统对心脏和血管调节动态平衡的无创指标。近年来麻醉学界已经开展将HRV用于术中监测的研究。它是指连续心跳间期的微小差心率变异功率频谱分析可以定量评估心脏交感与迷走神经张力、均衡性及对心血管系统活动的影响。低频(Low Frequency, LF)(0.03~0.15Hz)受交感神经和迷走神经的共同作用,其中交感神经占优势;而高频(High Frequency, HF)(0.15~0.35Hz)与呼吸节律有关,反映迷走神经张力;LF、HF代表交感迷走张力的平衡状态。

在小儿腹腔镜手术中.麻醉、体位变化、气腹及手术操作均可能引起HRV的变化。首先,不同的麻醉剂对自主神经系统有不同方面、不同程度的影响。吸入麻醉剂能抑制压力反射,减弱自主神经系统活性,吸入异氟醚后,LF、HF呈剂量相关性下降。异丙酚对HRV各成分均有抑制,其降低交感活性更明显,副交感活性相对上升。阿片类药物减弱交感成分,通过刺激中枢迷走神经核团提高副交感神经的张力。去极化肌松剂琥珀胆碱能刺激交感及副交感神经节的胆碱能及烟碱能受体,非去极化肌松剂则有阻断自主神经受体的作用。因此,在小儿腹腔镜手术麻醉诱导和维持中应采用平衡麻醉的方法,复合应用多种药物,这些麻醉剂通过各自的药理学特性和相互作用,对自主神经系统产生影响。其次,小儿腹腔镜手术常采用不同的体位。反T体位可能激活交感反射。有研究表明,腹腔镜胆囊切除手术体位变化可引起血管紧张素升高,外周血管阻力升高。另有研究则表明,反T体位无论是清醒或麻醉状态与平卧位相比,HRV无明显变化。再者,CO_2气腹可引起自主神经系统失衡。有研究表明气腹后心交感活性提高。可能有以下几种机制:

1)腹内压增加可造成明显的血流动力学变化,包括静脉回流受阻,血液淤积在下肢,心输出量降低,心输出量的降低程度与心率的升高程度成正比,反射性地引起交感活性提高,造成全身及肺动脉血管阻力升高。

2)CO_2气腹常造成高碳酸血症,CO_2通过腹腔吸收以及肺通气,血流失调是导致$PaCO_2$升高的主要原因。有研究表明,机械通气条件下充气后15分钟$PaCO_2$明显升高,$PaCO_2$、$PETCO_2$有升高趋势。高碳酸血症可以直接刺激交感系统,还可以通过增加应激激素分泌间接刺激交感系统(气腹期间肾上腺素、去甲肾上腺素、皮质醇、肾素、血管紧张素、醛固酮系统中各激素,特别是血管加压素,都明显升高)。

3)气腹造成腹壁肌肉牵张,膈肌牵张,膈神经分布区域受刺激,可能作为直接的伤害性刺激而引起交感兴奋。皮肤切开后HRV的LF/HF值的增加随着镇痛程度增加而降低,HRV可敏感地反应全麻中镇痛程度。

根据上述交感活性增高的几方面原因,对那些合并有心脏疾病的小儿实施腹腔镜手术,应尽量避免或减轻交感活性增高的不利影响,以提高手术安全性。

(2)小儿腹腔镜手术中的心律失常。

自主呼吸麻醉下,CO_2 气腹过程中,注意高碳酸血症。然丽,腹腔镜手术中出现心律失常是否与升高的 $PaCO_2$ 相关被提出疑问。实际上,心律失常与 $PaCO_2$ 并不相关,而在充气早期,$PaCO_2$ 并不可能升高的时候,也可出现心律失常。突然牵拉腹膜可能反射性增加迷走神经张力,心动过缓,心律失常,甚至心脏停搏都可能发生。如果小儿麻醉过浅或小儿已经服用 β 受体阻滞剂,胆囊牵拉可激发迷走神经反射,这些反应可以容易而快速的逆转。治疗包括终止充气,停止牵拉,给予阿托品,在心率恢复后加深麻醉。心律失常通常出现在病理生理改变最剧烈的充气早期。心律失常通常反映了患有已知或潜在心脏疾病的小儿对这些血流动力学改变的耐受性差。气栓也会造成心律失常。

6. 胃内容物误吸

进行腹腔镜手术的患者可能会导致酸误吸综合征。可能由于气腹使腹内压及胃内压升高引起,但气腹并不增加胃 – 食管压差。腹内压的增加使食道下端括约肌维持了胃食道接口处压力梯度,这可能会减少反流的危险性。而且,头低位有助于防止反流液体进入气道。

预防术前应禁食 6 小时以上,术中持续胃管吸引。

7. 术后疼痛

外科创伤可能导致疼痛和肺功能不全。腹腔镜显著减少了术后疼痛和镇痛剂的使用量。疼痛性质随外科方式的不同而不同:剖腹手术术后,患者主诉体腔外壁(腹壁)疼痛,而腹腔镜胆囊切除术后,患者主诉内脏痛(胆道绞痛),腹腔镜术后 24 小时 80% 的患者主诉颈肩部疼痛,48 小时 50% 的患者主诉疼痛。CO_2 与 N_2O 相比,作为充气气源更易引起不适。

缓解疼痛的方法不同:腹腔内给予局麻药(80mL0.5% 利多卡因或 0.125% 丁哌卡因和肾上腺素)在右膈下区域可以减少肩部疼痛,但是腹腔镜胆囊切除术术后并不减少。气腹后的 CO_2 残留,可能导致术后疼痛,排气后,仔细吸出残留 CO_2 同样显示有效。胸段硬膜外镇痛可显著减轻术后疼痛,但仅能在第一个 24 小时。诊断性腹腔镜阻滞双侧腹直肌鞘的操作可能会产生同样的效应。术前多种类型镇痛药物的应用同样可以减轻术后疼痛。

8. 小儿腹腔镜 PONV

PONV 是手术和麻醉后最常见的并发症,术后 24 小时的发生率约 30%,腹腔镜手术后更高达50%。PONV是由多种因素通过乙酰胆碱、多巴胺、5－羟色胺等递质刺激外剧反射,发出神经冲动,传至呕吐中根引起的一种不良反应,5－羟色胺在其中起了主要作用。

腹腔镜术后恶心、呕吐的原因包括:

药物如吸入麻醉药、阿片类药物;晕动病;既往有PONV的病史;年龄;性别;人工气道;麻醉诱导期面罩通气;肥胖等。

氟哌利多是丁酰苯类药物,通过阻滞中枢神经系统的多巴胺受体而发挥镇吐作用,与目前常用的止吐药物如抗胆碱药东莨菪碱,抗组胺药异丙嗪等一样,会出现嗜睡、低血压、椎体外系反应等不良反应。因而,限制了在临床上的应用。

地塞米松抗恶心、呕吐的机理至今仍不完全明了。有作者认为是通过外周和中枢两种途径抑制5－羟色胺的产生和释放,也可能与改变血脑屏障对白蛋白的通透性,降低了血液中5－羟色胺作用于大脑极后区催吐感受区的浓度,从而抑制恶心、呕吐。

格雷司琼是一种5－HT3受体特异性拮抗药,具有较强的止吐作用,已被用于预防治疗PONV。其作用机制为高度选择性地阻断位于迷走神经末梢的5－羟色胺受体,从而达到中枢和外周的双重作用。

盐酸阿扎司琼是一种新型的高选择性5－羟色胺受体拮抗剂,已被证实可用于化疗引起的恶心、呕吐,其用于预防PONV原理是通过刺激肠嗜铬细胞释放5－羟色胺,对抗中枢神经系统化学感受区、上消化道传入迷走神经释放的5－羟色胺受体,从而预防术后恶心、呕吐。

小儿腹腔镜手术的麻醉虽然可产生一定的并发症,但腹腔镜的出现带来的效果仍然是划时代的。目前小儿腹腔镜手术麻醉的研究应致力于:①在临床实践中不断发展和完善小儿腹腔镜麻醉的理论基础和科学依据;②不同麻醉方法和麻醉药物的合理选择,以确保麻醉平稳,并发症最少;③麻醉并发症的预防和治疗。

第二节 小儿胸腔镜手术的麻醉管理

电视胸腔镜手术已经在小儿外科领域开展10年,因其微创,切口小且隐蔽,临床上成为小儿外科的另一治疗选择。如何能够更大地发挥这一手术的微创特点,使手术安全,患儿术后恢复快,在麻醉配合管理上尤为重要。

此类手术一般病情较轻,病变简单,适宜术后早期拔除气管插管,故麻醉维持不宜过深,芬太尼用量应小,追加时间主要集中于转流前,以少量、多次为原则,同时应用短效、速效的麻醉药辅助麻醉,使患儿术后能早苏醒、早拔管。

胸腔镜手术麻醉处理的重点是呼吸管理问题。单肺通气与肺隔离技术目前最好的方法是插入双腔气管插管。由于目前市场上最小的双腔气管插管仅适用于30 kg 小儿使用,不适用于更低体重的小儿,所以对于 30 kg 以下小儿需采用单腔气管插管进行呼吸控制。而单腔气管导管不能使双肺隔离和患侧肺萎陷,胸腔视野小,有可能妨碍手术操作甚至导致意外的组织损伤。为防止以上情况发生,在胸壁打孔完成后,血氧饱和度和血氧分压允许的情况下可以暂停呼吸数秒,由术者将右侧肺叶下压,人为造成部分肺叶萎陷可便于术野的显露。在随后的镜下手术操作中,仍可能存在显露困难。为使操作安全,减少手术时间,临床经验尝试将潮气量由 8mL/kg 逐渐下调至 4mL/kg,并加大呼吸频率。在 8mL/kg 以上的潮气量时血氧分压可控制在正常范围内,同时二氧化碳分压偏低,表现为过度通气;而 6mL/kg 的潮气量血氧分压和二氧化碳分压均可保持正常,在此潮气量下进行下进行胸腔镜操作显露较容易;较长时间给予 4mL/kg 的潮气量则会造成血二氧化碳分压增高,氧分压可保持正常。

加强肺保护也是保证手术顺利完成,术后迅速恢复的重点,首先要防治机械性损伤,术中注意手术操作,避免不必要的肺脏挤压、牵拉;定时吸痰,在关胸前根据情况可再次吸痰。

总之,术前充分准备和术中全面监测,尤其是术中改良单腔管双肺通气以及加强呼吸管理是麻醉管理的关键。

电视胸腔镜手术对麻醉的要求较高,成人采用双腔管气管插管,使左右两肺分隔,健侧单肺通气患侧肺萎陷而满足手术的要求。但在儿童,只能对发育较好年龄较大者方可采用双腔气管导管完成手术和麻醉,幼儿和婴儿因气管和支气管较细,尚无婴幼儿双腔气管导管。文献报道小儿 VATS 中增加胸腔视野的方法有四种:

(1)健侧肺单腔支气管插管。

(2)单腔气管导管中加一小气囊堵塞术侧支气管(即 univent - 单腔双囊气管堵塞导管)。

(3)术侧胸腔内充二氧化碳(CO_2)作人工气胸(0.53 ~ 0.79kPa,不超过1.33kPa)。

(4)单腔气管插管,潮气量较小(4 ~ 6mL/kg)控制呼吸。

　　前两种方法有术侧肺组织萎陷较好、胸腔视野较大的优点,Univent 导管有插管简便,年龄适应范围广,ID 从 4.0~9.0mm 不同规格。开放性内套管可作术中吸引、吸氧,最突出的优点是可进行高频通气,改善单肺通气时的低氧血症。但存在内套管异位及阻塞不全的发生率较高,分别为 17% ,20% 。还存在价格较贵的问题。Univent 导管堵塞法有支气管分泌物不易排出之忧,人工气胸的缺点较多,现多弃之不用。

　　小儿因肺组织顺应性较好,潮气量较小通气时,术者只需以器械轻压肺组织,即有足够的胸腔操作视野。大部分小儿经禁食禁饮后于术前出现不同程度的低血糖,采用2%葡萄糖平衡液改善。电视胸腔镜手术由于创伤小,出血量不多,输液时按生理需要量和禁食禁饮丢失量加手术丢失量即可。

参考文献

1. 杨纯勇,徐克平,陶国才.小儿腹腔镜手术麻醉,中华医学会全国麻醉学术年会,2006
2. 周欣,刘恒意.小儿腹腔镜手术的麻醉处理特点,中国微创外科杂志,2005,5(9)
3. 方闻,陈秋荣.小儿电视胸腔镜手术的麻醉处理,心血管康复医学杂志,2003,12(4)
4. 李丽伟.小儿腹腔镜手术临床麻醉进展,郑州大学硕士学位论文,2005
5. 江泽熙,胡廷泽.小儿胸部外科学,武汉:湖北科学技术出版社,2008
6. 王英伟,连庆泉.小儿麻醉学进展.北京:世界图书出版公司,2011

第九章　小儿腹腔镜手术麻醉管理

自 1987 年法国外科医师 Phillipe Mouret 报道首例腹腔镜胆囊切除术（Laparo-scopic chalecystectomy，LPC）以来，内镜手术由于创伤小、安全简单、术后恢复快、住院时间短、术后疼痛时间缩短等优点，已在临床广泛开展。随着腹腔镜技术在妇产科和成人外科的成功开展，20 世纪 70 年代，美国《小儿外科杂志》（Journal of Pediatric Surgery）主编 Steven Cans 将腹腔镜用于诊断胆道闭锁和性腺发育异常，标志着小儿腹腔镜外科开始起步。在众多医生的共同探索下，腹腔镜很快在小儿外科领域显示出巨大的潜力，大多数的小儿剖腹手术能在腹腔镜下安全完成。自 1981 年 Steven Gans 把小儿腹腔镜技术引入中国以来，我国的小儿腹腔镜外科技术也有了较快的发展，腹腔镜技术在更多小儿手术中得到应用，气腹时间也越来越长。随着腹腔镜手术器械的不断改进和创新，腹腔镜手术方式的不断完善，大部分常规手术将会在不久的将来被腹腔镜手术所取代。

与开放性腹腔手术相比，腹腔镜手术具有许多优点：①避免开腹，体神经与肌肉免遭横断，消除切口裂开的危险，减少切口积液、感染等并发症，切口疤痕小，伤口疼痛轻，麻醉性镇痛药用量减少；②对脏器干扰小，下床活动早，功能恢复快，康复迅速；③入路灵活机动，可诊治兼施，多病联治；④住院时间短，床位周转快，社会和经济效益好；⑤医务人员受感染性疾患的威胁减少；⑥最突出的优点是能够更好地维持机体的内环境稳定。但是，腹腔镜手术时的气腹及体位所引起的病理生理改变可使麻醉处理更加复杂化。另外，腹腔镜手术的时间、意外性内脏损伤、失血量难以估计等诸多因素使得腹腔镜手术的麻醉成为潜在的高危险过程。因此，麻醉医师必须了解腹腔镜手术所引起的病理生理改变及其可能造成的问题，并根据需要做好充分的术前准备、加强术中监测，并采取积极措施防止相关问题的发生。

小儿腹腔镜手术的特殊要求:①需有符合小儿各年龄组的特殊仪器和设备;②与成人相比,小儿腹腔内面积及容量小、腹壁薄弱,放置套管、套针及腹腔镜时易损伤内脏;③在新生儿期,气腹可引发肺动脉压力的反应性增高,导致卵圆孔和动脉导管开放,造成右向左分流。因此小儿腹腔镜手术中要控制气腹压力;④气腹对小儿循环、呼吸功能的影响与成人大致相同。小儿腹腔镜手术的相对禁忌证包括呼吸功能不全、心肌病等。术中变化包括 $PETCO_2$ 增高(37%)、血压增高(10%)、血压降低(37%)、心动过缓(1%)、缺氧(0.5%)和气胸等。

小儿腹腔镜手术麻醉原则是:快速、短效、安全;能解除人工气腹造成的不适;尽可能避免或减轻二氧化碳气腹性生理变化;术后患儿能尽早恢复。大多以气管内全身麻醉为主,能够保证足够的麻醉深度,解除人工气腹造成的不适;术中机械通气控制呼吸,有利于保持呼吸道通畅和维持有效的肺通气;使用肌松药可以控制膈肌活动,有利于手术操作;在监测 $PETCO_2$ 的情况下,能及时调节分钟通气量,以维持 $PaCO_2$ 在正常范围。

目前在国内开展较为成熟的小儿腹腔镜手术主要包括以下几类:①新生儿先天性膈疝的手术治疗;②小儿肝胆疾病的手术治疗,常见疾病有先天性胆道闭锁或发育不良、原发性肝脏肿瘤及肝转移瘤;③小儿及新生儿普通外科腹部手术的治疗,常见疾病如新生儿肠闭锁、先天性巨结肠、先天性幽门狭窄、小儿阑尾炎、小儿腹股沟斜疝等,其中后两种手术最为普及;④小儿及新生儿泌尿外科的手术治疗,常见手术种类:肾积水肾盂成形术、输尿管膀胱再植术、肾切除术、隐睾睾丸引降术等。以下对各科常见典型疾病分别论述。

一、新生儿先天性膈疝的麻醉

(一)病理生理及临床表现

先天性膈疝(CDH)属于膈肌畸形,胎儿期腹部内容物通过膈肌进入并存留于胸腔。发病率约为 1/2500,多在产前超声检查时发现。该病对患儿最主要的影响是它可以限制胎儿肺的发育,严重病例可以导致肺发育不全,出生时不能维持血氧正常。CDH 常见于左侧,位于 Bochdalek 孔后方。右侧和位于 Morgagni 孔前方的少见,通常不伴有严重的肺发育不良,但常有肠梗阻体征。

严重的 CDH 多在出生后不久出现呼吸窘迫。患儿多表现为胸壁回缩、呼吸急促、低氧血症、患侧呼吸音缺失、舟状腹（提示腹腔内缺少器官）。X 摄片可见进入胸腔的肠管，腹腔内无气体，即可确诊 CDH。肺发育正常、畸形较轻、症状不明显的婴儿多在数月后因其他原因摄胸片时发现。30% 的患儿可伴有心血管系统的异常，如室间隔缺损、动脉导管未闭、左室发育不良综合征等。

新生儿肺发育不良和低氧血症可以造成一系列并发症，最为严重的是持续的肺循环高压，还可以阻碍胎儿循环向出生后正常血循环的转换。小儿右心持续高压，使通过动脉导管的右向左分流增多，并由于持续低氧.血症、高碳酸血症和酸中毒使动脉导管难以关闭。如果患儿并发卵圆孔未闭或室间隔缺损，可以进一步加重右向左分流，造成恶性循环。如合并先天性心脏病，则成活率更低。

（二）麻醉管理注意事项

出生后 CDH 的治疗应即刻行气管插管、机械通气口因其胃和小肠位于胸腔内，应避免使胃膨胀，面罩加压通气不可取，应立即插鼻胃管减少胃内容物，减轻上消化道的压力。此类手术如在急诊下进行产时手术，患儿术后成活率较低。目前的方法是先稳定生命体征，改善一般情况，然后在几周内行半择期手术，成活率大大提高。腹腔镜下手术要根据手术中心的外科技术水平而定，目前在国内能开展腹腔镜手术的儿科中心尚属少数。因为如果腹腔镜手术技巧不成熟则大大延长手术时间，影响术后成活率。部分肺发育不良的患儿如果最佳的通气方式仍不能维持正常的动脉血氧分压及二氧化碳分压，则需体外膜肺的支持，直至肺发育成熟能维持正常氧合状态。手术治疗措施包括疝内容物的还纳、膈肌修补及患侧胸腔放置闭式引流。

在手术将胃组织等腹腔脏器游离出胸腔之后，应柔和地缓缓膨肺，特别注意不要立即试图加压将受压的肺组织复张，因为发育不全并存在部分机化的肺组织不同于萎陷的正常肺组织，加压非但不能使其立即复张，还可能导致其他正常肺组织过度膨胀而发生气压伤或气胸的危险。由于腹腔内突然增加了较多的内容物，腹内压力可能明显上升，影响下腔静脉血液回流及肾脏的血液灌注。有条件时可经胃管测量腹腔内压力，必要时行腹腔松解术减压。

氧化亚氮不适用于隔病手术的麻醉，因为氧化亚氮有加重胃肠道胀气，增加腹内压力的可能。循环方面的处理应以降低肺动脉压力、支持右心功能、维持足够的回心血量为原则。由于下腔静脉可能受到一定程度压迫，静脉通路应建立在上肢或颈部静脉内。降低肺动脉压力及右心功能的支持可根据需要使用多巴胺、米力农、异丙肾上腺素、硝酸甘油等药物。此外,偏碱性或低二氧化碳的血气状态有利于降低肺血管阻力,患儿如并存酸中毒可通过机械通气的调整或使用碳酸氢钠等药物予以纠治。

CDH 手术治疗时机械通气既要保证不发生气压性损伤,又要避免发生肺血管阻力增高如低氧血症、高碳酸血症和酸中毒等。动脉导管前(右上肢)和导管后(下肢)血氧饱和度同时监测可以早期发现由肺动脉高压所致的右向左分流. 右侧桡动脉穿刺置管可以行连续监测血压和导管前氧合情况。CDH 手术过程中的麻醉处理还包括保持充足的血容量,特别是对于使用高压通气的患儿。应用大剂量阿片类药物降低交感张力,减少肺血管阻力的增高。术后大多数患儿需要继续机械通气。

二、新生儿先天性胆道发育畸形的麻醉

(一)病理生理及临床表现

先天性胆道发育不全、先天性胆道闭锁和先天性胆总管囊肿是常见的先天性胆道发育畸形,其共同特点是临床表现为不同程度的阻塞性黄疸。病程长的患儿还伴有肝脾肿大,疾病晚期肝功能严重受损,出现腹水、严重的凝血功能障碍、门静脉高压,最后死于肝功能衰竭。先天性胆道闭锁患儿,因胆汁完全不能排出,故出生后病情发展迅速,出现进行性肝脏损害,一般 3 个月以后就发展成不可逆的胆汁性肝硬化,因此患儿出生后应尽早手术引流胆汁。先天性胆总管囊肿患儿病情发展相对缓慢,典型的临床症状表现为腹痛、腹部肿块和黄疸,一般手术效果较好。

(二)麻醉管理注意事项

此类手术一般分步进行:首先在全麻下行胆道畸形的诊断及肝活检,以确定患儿肝硬化程度及是否能进行胆肠吻合术。如果患儿诊断为胆道闭锁且月龄大于 3 个月,则由于肝脏重度纤维化失去手术机会,或只能等待肝移植手术。如果患儿月龄小于 1 个月且胆道畸形适合行胆肠吻合手术治疗,则在腹腔镜下继续手术。因此麻醉诱导应选择起效较快且作用时间较短的药物。目前常采用的诱导方案有七氟烷吸入麻醉诱导或咪达唑仑联合瑞芬太尼、顺式阿曲库胺静脉诱导,然后插入

气管插管,小剂量七氟烷加用超短效阿片类瑞芬太尼维持麻醉,肌松剂采用不经过肝脏代谢的顺式阿曲库胺。一旦诊断明确,如果要放弃手术治疗,则停药后患儿可以尽快苏醒,减轻药物残余影响,减少医疗费用。如果适合进一步手术则可迅速加深麻醉。

麻醉方法及药物的选择以不加重肝脏负担及造成肝损害为原则。肝脏是药物生物转化的主要场所,肝功能不全时将影响药物的分布和消除,肝功能损害程度和药物的血浆蛋白结合力是决定肝病患儿药代动力学参数的主要因素。肝损害患儿容易发生药物蓄积,应尽量选择在体内较少或不经过肝脏代谢、容易排除、对循环影响小的药物,如吸入麻醉药。七氟烷是小儿首选的吸入麻醉药,血/气分配系数低,麻醉诱导迅速平稳,麻醉深度易于调节,绝大部分经呼吸道排出体外,对肝功能的依赖小。静脉麻醉药可选用对肝脏依赖小的药物,如丙泊酚、瑞芬太尼等。肌松药宜选用对肝肾功能无影响、体内不易蓄积的阿曲库按和顺式阿曲库按。

麻醉方法的选择既要考虑对循环、呼吸影响小,不引起肝脏缺血缺氧而致肝损害加重,又要兼顾应用较少种类的麻醉药就能达到良好的镇静、镇痛效果。此类手术时间长、创面较大,术中术后易出血,一般选用气管插管全身麻醉,而不主张单独使用椎管内麻醉。手术后应送重症监护室密切观察,待生命体征平稳后再转入普通病房。术后应给予良好的镇痛以减少因疼痛所致的躁动以及机体过度应激反应而影响术后恢复。

此类患儿由于肝功能障碍往往伴有凝血功能的异常,术中注意补充以及改善凝血功能,术前常规给予维生素 K_1,必要时补充血浆以改善凝血状态。

三、新生儿先天性巨结肠的麻醉

(一)病理生理及临床表现

先天性巨结肠,主要的病理改变是远端结肠部位副交感神经细胞的缺失,它是新生儿结肠梗阻和腹胀的最常见原因,表现为出生后几天内不能排出胎粪。少数患儿可以发展为中毒性巨结肠,进一步导致结肠穿孔、腹膜炎。一旦确诊,应先行结肠造瘘术,然后在一岁内行根治手术。

(二)麻醉管理注意事项

新生儿巨结肠可选择在新生儿期进行手术。目前多利用腹腔镜辅助下先施行大部分的腹内肠管的充分游离松解后,患儿重新放置至截石位。麻醉医生要协助摆放体位,调整监护仪导线和呼吸回路的长度及位置。然后经肛门完成巨结肠的切除和吻合及肛门会阴的成型。

患儿由于病程长短、缓急以及肠梗阻程度不同,因此术前存在不同程度的营养不良。加上术前灌肠和禁饮禁食,患儿易出现水、电解质紊乱和酸碱失衡。麻醉前应了解电解质水平,及时补液、补充血容量、纠正电解质紊乱、胃肠道充分减压,防止胃内容物反流误吸,降低腹内压。

麻醉可选择常规全身麻醉复合硬膜外置管或骶管神经阻滞,也有选择全麻后复合腰麻,更有利于围术期的镇痛。婴幼儿腰麻对患儿的血流动力学波动较小,但仍要密切监测血压尤其是心率的变化,因为小儿的循环主要依赖心率的代偿机制。因其基本病变是消化道梗阻,麻醉维持期间避免吸入 N_2O。此外,还须注意手术过程中维持患儿体温正常,尽量减少低温造成的并发症;及时补充血容量以及第三间隙液的丧失量。

四、新生儿先天性幽门狭窄的麻醉

(一)病理生理及临床表现

先天性幽门肥厚性狭窄的病因至今不明,病理学改变为幽门肌肉显著增厚和水肿,环肌层纤维肥厚。约 7% 的患儿伴发其他畸形,尤以食管裂孔疝、腹股沟疝最常见。患儿一般在出生后 1~12 周发病,典型的症状为喷射状非胆汁性呕吐,可触及幽门区包块。若呕吐时幽门管开放,还可引起十二指肠液、胆汁、胰液的丧失。早期是富含氯化物的溶液伴氢离子的丧失,患儿常常有代谢性碱中毒、低氯血症和低血容量。若病情加重,肾脏为了维持细胞外液容量,启动醛固酮机制促进钠离子吸收、钾离子排出,低钾导致氢离子分泌,出现反常性酸性尿。当患儿脱水加重时,可出现氮质血症,甚至休克。非急诊手术应根据患儿电解质及脱水情况进行液体治疗,待一般情况改善后再行手术。

(二)麻醉管理注意事项

麻醉方法通常选择气管内插管的全身麻醉。由于该类患儿诱导期发生误吸的风险明显升高,诱导前放置胃管,并尽可能充分吸引以彻底排空胃,然后应用静脉或吸入诱导,在保留自主呼吸下行气管内插管,需注意辅助或控制呼吸时的潮气量不能过大。由于手术时间短,宜选择短效的全麻药和肌肉松弛药。手术结束后患儿清醒,气管保护性反射恢复,吸空气 5 分钟后 SpO_2 仍然大于 95% ,可拔除气管导管。拔管的新生儿在转运过程中需带加压吸氧面罩,并要密切注意呼吸状况,一旦发生呼吸遗忘,则可迅速面罩加压给氧,以防止低氧血症甚至呼吸心搏骤停。

五、小儿急性阑尾炎的麻醉

(一)病理生理及临床表现

急性阑尾炎(appendicitis)是儿科常见病,可发生于不同年龄段的小儿,4 ~ 15 岁儿童发生率相对较高。随着年龄的增长,发病率也逐渐增高,大约有 60% 发生于学龄期儿童。由于阑尾壁较薄,小儿阑尾炎以渗出为主,炎症早期就由腹膜渗出,并迅速增加,很快波及阑尾浆层及壁腹膜。加之阑尾腔纤细,阑尾肌层组织少,梗阻后血运障碍,早期即可出现坏死穿孔。据文献报道,6 岁以上儿童的穿孔率为 19.3% ,而 5 岁以下的穿孔率则高达 52.6% 。由于小儿的大网膜发育不全,局限炎症病变的能力较差,一旦穿孔,即迅速发生弥漫性腹膜炎,全身中毒症状明显,易出现水,电解质和酸碱平衡失衡。

患儿术前呕吐,因此有不同程度的脱水。估计脱水程度、有无酸中毒及低血钾症状,经过 2 ~ 4 小时对症处理后再行手术。中毒症状明显和白细胞增高的患儿选用抗生素治疗。弥漫性腹膜炎,腹胀严重的患儿应放置胃管,持续胃肠减压,严禁灌肠。高热患儿术前需要物理降温,最好将体温降至 38.5℃ 以下。

(二)麻醉管理注意事项

腹腔镜微创手术的优点是手术时间缩短,手术对腹腔脏器的影响最小,术后肠粘连的发生率大大降低。但术前要注意误吸反流的风险。腹腔镜下行阑尾切除术须选择气管插管的全身麻醉,药物选择代谢较快的阿片类如瑞芬太尼结合丙泊酚麻醉,小婴儿甚至可以不用肌松药。麻醉诱导时尽可能防止加压气体进入胃部,可使助手按压上腹部。麻醉后可放置胃管充分胃肠减压,以防止胃膨胀影响手术视野。较大的患儿可选镇痛泵自控镇痛,小婴儿可采用对乙酰氨基酚直肠给药。

六、腹腔镜下腹股沟斜疝疝囊高位结扎手术的麻醉

(一)病理生理及临床表现

小儿腹股沟斜疝是最常见的小儿外科疾病,足月婴儿疝发生率约为3%～5%(男性是女性倍),早产儿发生率更高。小儿腹股沟疝绝大多数是由于鞘状突关闭不完全或异常,导致腹腔内的小肠、网膜、卵巢或输卵管等进入鞘状突所致。若仅有腹腔液进入阴囊内,即为鞘膜积液。疝可发生在出生后数天、数月或数年。通常在哭闹、运动、解便等腹内压增高后,患儿的腹股沟处鼓起一块状物,有时会延伸至阴囊或阴唇,卧床休息或睡觉后可自行消失。进一步发展,疝囊内容物发生嵌顿,患儿可出现腹痛、腹胀、呕吐等肠梗阻症状,嵌顿的肠管发生坏死,甚至导致败血症而死亡。

(二)麻醉管理注意事项

腹腔镜下疝囊高位结扎术适合所有无疝内容物坏死的斜疝类型,利用腹腔镜还可以发现潜在的双侧斜疝,手术时间较短,熟练的手术者操作时间甚至在 10 分钟左右。但麻醉仍须选择气管插管的全身麻醉,以防止呕吐误吸。近年来也有采用喉罩通气的全麻方式,但此种全麻方法需保证禁食时间的充足及无呕吐反流的风险。术后镇痛可采用对乙酰氨基酚直肠给药或术前行硬膜外或骶管神经阻滞。

七、腹腔镜下肾积水行肾盂输尿管成形术的麻醉

(一)病理生理及临床表现

肾盂成形术是一种修复肾盂输尿管连接处堵塞(造成先天性肾盂积水的主要原因)的手术。绝大多数病例由胎儿期 B 超确诊。较大的患儿还可能会有尿毒症、恶心呕吐、发育不良、腰痛、腹部肿块或血尿等临床症状。肾盂成形术,即切除肾盂输尿管连接处的狭窄部分,然后将输尿管与肾盂重新连接。

(二)麻醉管理注意事项

患儿行肾盂输尿管整形术术前访视时应注意患儿是否有并存的畸形,对侧肾

脏肾功能情况,尤其是 N_2O、麻醉用药须考虑药物对肾功能的影响。肾功能不全的患儿吸入麻醉药更适用,异氟烷、七氟烷,前者没有影响,后两者呈较轻的一过性抑制。肌松药中阿曲库铵经霍夫曼水解,不依靠肾脏清除是首选,其他的镇静、镇痛药及肌松药即使对肾功能影响较轻,考虑到其代谢减慢,时效延长,应减量使用。肾盂输尿管整形术手术位置比较深,体位要求高,不仅要侧卧,而且腰部位下方需撑起腰桥呈肾垫升起位,以满足手术时清楚暴露处于腹膜后的肾脏和连接部输尿管的要求。麻醉选择气管内插管全麻。麻醉诱导后插胃管吸引胃内气体减少对手术视野的影响。气腹压力控制在 $12cmH_2O$ 以下,过高的气腹压力可能对循环功能产生不良影响。此类手术时间较长,大约 2~4 小时。小婴儿需注意体温的保持,术中常规体温检测。最好术前放置桡动脉测压装置,每隔 30 分钟测血气分析,调节呼吸参数,维持水电解质平衡。

八、腹腔镜下输尿管再植入术的麻醉

(一)病理生理及临床表现

正常的输尿管膀胱连接部位只允许尿液从输尿管流进膀胱,阻止尿液倒流,因某种原因使这种活瓣样功能受损时,尿液倒流入输管和肾,这种现象称膀胱输尿管反流,可分为先天性和后天性。前者系活瓣功能先天性发育不全,后者继发于反复尿道感染、后尿道瓣膜、神经源性膀胱等原因造成的下尿路梗阻。单侧或双侧的输尿管再植入术是用于治疗先天性膀胱输尿管反流或由反复尿道感染引起的后天性的膀胱输尿管反流。

(二)麻醉管理注意事项

此类手术时间可持续 2~5 小时,选择气管内全身麻醉。骶部或腰部的硬膜外导管可在术中补充局麻药,减少全麻药的使用及在术后提供镇痛和防止膀胱痉挛。这种手术常常妨碍准确监测尿量,在预计手术时间长的患儿,应放置中心静脉导管监测 CVP。对时间较短的手术,失血量可生以通过观察手术野和命体征来估计。如果失血较多应监测血细胞比容值。常规监测体温及动脉有创压力,及时监测血气分析,评估氧合状态。

九、腹腔镜下睾丸固定术的麻醉

(一)病理生理及临床表现

睾丸固定术是一种治疗隐睾的手术。睾丸在胎儿腹中发育成熟,分娩前3个月降入阴囊内,但有3%的新生儿一侧或双侧睾丸却未下降而发生隐睾,不过1岁以内有些睾丸还会降人阴囊,使隐睾的发生率降低一半。如果睾丸一直在腹腔中不降,则应进行手术治疗,因为隐睾会增加不孕不育和睾丸恶性肿瘤的危险。

(二)麻醉管理注意事项

腹腔镜下睾丸固定术采用全身麻醉结合骶管神经阻滞的方法较为合适,较大的儿童则采用气管插管全身麻醉的方法。此类手术一般手术时间较短,可采用短效麻醉药物诱导插管,然后七氟烷吸入维持麻醉。术后镇痛采用骶管神经阻滞,可采用0.25%的罗哌卡因1mL/kg。睾丸固定术的切口有两个,一个位于腹股沟下部用来取出睾丸,另一个则在阴囊底部予以固定睾丸。在阴囊切口前术者应给予局部浸润麻醉。这一手术的失血和不感失液很少。术后应注意镇痛和恶心、呕吐的治疗。

十、腹腔镜下嗜铬细胞瘤手术的麻醉

(一)病理生理及临床表现

嗜铬细胞瘤(pheo Chromocytoma)是由肾上腺髓质嗜铬细胞或肾上腺外其他部位的残余嗜铬细胞所发生的肿瘤。儿童病例10%左右,常发生在9~14岁,青春前期以男孩为多青春期后女性略增。双侧和多发性肿瘤在儿童20%~40%,肾上腺外嗜铬细胞瘤在儿童约为30%,2倍于成人。当肿瘤细胞分泌大量儿茶酚胺并释放人血液时,可引起阵发性高血压或持续性高血压,因此症状发作非常快速,时常苍白在先,继之搏动性头痛伴面色潮红,甚至发生抽搐和昏迷等严重症状。

(二)麻醉管理注意事项

嗜铬细胞瘤术前准备工作相当重要。术前两周药物治疗阻滞 α 受体和 β 受体,血压控制在正常或接近正常范围,心率不超过 90 次／分。在小儿麻醉必须选择气管插管全麻,气管插管全麻联合硬膜外阻滞是更好的选择。硬膜外阻滞不仅可减少全身麻醉药的用量,更重要的是阻滞部分胸腰段交感神经,扩张血管床,利于肿瘤切除前血压的控制和血容量的储备。

采用腹腔镜手术行肾上腺嗜铬细胞瘤的手术切除,由于创伤小,二氧化碳气腹后视野清除,容易暴露,因此血流动力学变化较以往切开手术明显减小。但术中必须监测动脉血压,开放中心静脉以利于监测 CVP 和扩容时液体的快速输入。分离及切除肿瘤时使用扩血管药如硝普钠,以防发生高血压危象。当肿瘤血管尤其是肿瘤大静脉阻断时需防止血压的突然下降,此时宜充分补充血容量,必要时应用去甲肾上腺素来维持循环稳定。

参考文献

1. 陈煜,连庆泉. 当代小儿麻醉学. 北京:人民卫生出版社,2011
2. 陈煜. 实用小儿麻醉技术. 北京:科学出版社,2011

第十章　小儿胸腔镜手术的麻醉管理

近 15 年来随着现代社会的飞速发展和医学的巨大进步,微创和可视化技术浸入到临床医学的每个角落,极大地改变了传统临床医学的模式。由电视视频辅助的胸腔镜手术(video-assisted thoracoscopic surgery, VATS)和机器人手术已经和传统的小儿先天性心脏病开胸手术及胸部疾病的诊断和治疗相互融合,出现了很多新的手术方式。尤其是胸腔镜手术在小儿胸部疾病的诊断甚至完美治疗方面发挥出巨大优势,其适应证更有逐年扩大的趋势,当然,这要依赖于可视化技术的不断更新和新的手术器械的发明创新。

目前国内外开展的比较经典的胸腔镜技术用于诊断和治疗的小儿主要疾病有:①儿童漏斗胸畸形胸腔镜下 NUSS 棒矫正术;②小儿脓胸在胸腔镜下取活检以及坏死组织剥脱术;③胸腔镜下新生儿食道闭锁纠治术;④小儿胸腔镜下肺组织活检术;⑤小儿胸腔镜下纵隔肿瘤的评估及切除治疗;⑥胸腔镜下自发性气胸的治疗;⑦小儿动脉导管未闭结扎术;⑧肝母细胞瘤或肾母细胞瘤肺转移的多次手术治疗等。以上手术治疗方法在我院均有开展。通过运用胸腔镜技术,能够极大地缩短小儿住院天数,减少创伤及术后阿片类镇痛药的使用,减少患儿家庭的经济负担,广受全社会的认同和欢迎。

第一节 小儿胸腔镜手术的术前评估与监测

一、术前评估

由于小儿胸腔镜手术种类的不同及年龄、体重、营养状况、术前并发症等的巨大差异，术前评估的侧重点应有不同的针对性。先天性膈疝、食道闭锁合并食管气管瘘、先天性动脉导管未闭的患儿多为新生儿，全身营养状况较差，其中部分为低体重甚至极低体重，术前合并肺炎较为多见，术前需仔细评估肺功能，包括气道情况及肺部炎症的术前用药情况，以尽可能了解肺组织感染的控制及是否术中可能出现严重的难以纠正的低氧血症而终止手术。此类患儿术前一般经过营养的改善及肺炎的抗生素药物治疗，但手术麻醉的适应证不能苛求术前营养的更大改善及肺炎的彻底控制，有时甚至不能短期控制肺炎而急诊手术，术后因畸形的纠正患儿可能有更快的恢复生理状况。而反复的内科保守治疗可能使患儿失去手术最佳时机而最终死亡。此类患儿同时可能合并其他严重畸形如严重的气管支气管狭窄、复杂的先天性心脏病。合并气道狭窄的患儿可能在术前即有静息状态下呼吸困难、甚至低氧血症需头罩吸氧或辅助通气装置如无创的 CPAP。此类患儿术前应仔细检查呼吸道。术前应有上呼吸道的 CT 检查或胸部 X 线片，以便发现严重的气道狭窄，避免发生诱导期的急性危险气道。纵隔肿瘤患儿需通过上述检查评估肿瘤与气道及大血管的关系，以便在术中有相应预案及对策。笔者遇到一例早产儿曾因术前未发现的严重气道狭窄在入室麻醉诱导后出现插管困难，在控制气道加压通气 4 小时后自主呼吸恢复。术后 CT 检查发现声门下严重气管狭窄，最窄处仅 2mm。

实验室常规检查应包括血尿常规、生化和电解质的报告。血红蛋白的检查可以评估患儿对缺氧的耐受程度及术前术中是否需要改善贫血及术中备血。凝血异常需术前及时补充或术中备好血浆甚至血小板。酸碱及电解质异常的患儿需术前尽可能纠正，尤其是肺炎合并心衰的患儿可能由于长期利尿而严重的低钾血症，术前须补钾至接近正常水平 3.5mmol/L。应术前肿瘤化疗的患儿行胸腔镜手术治疗则应考虑术前化疗药物对患儿及术中使用麻醉药物的影响。如部分化疗药物可能抑制心脏功能,损害肝功能、抑制假性胆碱酯酶的活性或减少合成最终导致术后的呼吸延迟恢复。对于需要术后需拔除气管插管的患儿尤为重要。

二、术前禁食

接受胸腔镜手术的患儿术前必须严格禁食,尤其是食道闭锁的新生儿,否则在麻醉诱导期及易引起反流和误吸。但同时此类患儿多为早产或新生儿,合并营养不良及其他疾病时对长时间禁食的耐受性较差,如禁食时间延长容易导致低血糖及脱水而影响手术和麻醉。术前应在禁食的基础上及时静脉补充糖和电解质。对于较大的患儿则需按照我国儿童术前禁食的原则严格禁食。根据 2009 年制定的小儿术前禁食指南专家指导意见,小儿禁食的时间如下表所示。

表 10 – 1　我国小儿术前禁食禁饮时间建议(h)

摄入种类	禁食时间(h)
清饮料	2
母乳	4
配方奶	6
牛奶	8
固体食物	8

根据上述指南结合行胸腔镜手术的患儿特点,对于食道闭锁及膈疝的新生儿、早产儿术前应常规放置胃管,禁食牛奶的时间为 8 小时,但禁食后可静脉补充糖类及电解质溶液。麻醉前充分吸引食管内残余牛奶,防止反流及误吸性肺炎。

三、术前用药

小于 1 岁的患儿一般术前不需用药,6 个月以上的患儿尤其是术前肺部炎症未完全控制的患儿给予抗胆碱药物长托宁可能有潜在的肺保护作用。与长托宁减少呼吸道分泌物同时抑制炎性因子的释放与表达有关[1],剂量为 0.01 ~ 0.02mg/

kg。同时可用乌丝他丁抑制手术创伤造成的炎症因子的过度表达与释放,剂量为1万单位/kg。对没有气道阻塞风险,年龄大于1岁的患儿,术前可以适当应用镇静剂以利于母婴分离。减少患儿对手术的恐惧及心理障碍。最常用的是苯二氮唑类咪达唑仑0.5～1mg/kg术前30分钟口服。最近有报道使用右美托嘧啶镇静的报道,剂量为1μg/kg术前30分钟滴鼻[2]。但后者的用法属于说明书外应用,剂量和安全性有待于进一步的研究和报道。

四、监测项目

应根据胸腔镜手术种类和婴幼儿的术前状况来决定选用的监测项目,但常规的监测项目应包括:心电图、脉搏血氧饱和度监测、上臂袖带式无创血压监测、呼气末二氧化碳、体温监测。对于手术过程复杂、手术时间较长的食道闭锁、膈疝、肺部肿瘤切除等患儿需注意的是要加强术中体温的监测,尤其是早产、极早产、低体重、极低体重的患儿,此类患儿在手术过程中热量及易丢失而引起体温下降。因此往往需要全方位的体温维护,如使用加热温毯及吹风毯,身体周围使用温度合适的柔软液体加热(液体温度小于38℃)等。输入的液体及血液也需要加热至合适温度38℃。除诊断性检查等手术时间较短的手术外,食道闭锁、膈疝、肺部肿瘤切除等患儿尚需要在外周建立有创动脉压力监测手段,如桡动脉、股动脉及足背动脉测定动脉压。同时,动脉有创压力监测能给术中血气分析带来益处。对于预计术中失血量较大,术中循环不稳定的患儿,必须建立动脉监测外,同时必须建立中心静脉的穿刺及置管,如颈内静脉、锁骨下静脉、股静脉等,其中颈内静脉因导管到位率高、并发症较少较为常用。中心静脉置管后能够及时输液、输血等治疗。此外,此类患儿同时需监测尿量。最新的监测进展显示,对于有不能耐受脑缺氧的患儿,还可以有脑血氧饱和度监测,以避免术中的脑缺氧损害的发生。Picco(脉搏波连续心排量监测)及无创连续心排量监测可用于血流动力学不稳定、需要容量监测和治疗的患儿,目前还在进一步的临床研究当中。

第二节　　小儿常见胸腔镜手术麻醉管理

小儿胸腔镜手术必须在全身麻醉下才能安全进行,以静吸复合全麻最为常用。

全身麻醉诱导后通常需要单肺通气技术对患侧肺隔离,以便为手术操作提供良好的空间和视野,但对大多数小婴儿和新生儿来说实施单肺通气后往往不能保持充分的氧合,对于手术时间较短且风险较小的诊断操作性手术,可通过间断的手法控制呼吸实现双肺暂时通气,以改善顽固的低氧血症。而对于小婴儿及新生儿进行长时间的复杂畸形矫正手术而言,如胸腔镜下食道闭锁的矫正手术,则必须采用其他手段,目前较为常用的是低潮气量双肺通气及单侧肺二氧化碳人工气胸的方法而克服以上问题。而术中仍需间断的手法控制呼吸,间断吸取分泌物,实现双肺暂时通气,以避免双肺萎陷及分泌物的增多引起的低氧血症。

一、食管气管瘘和食管闭锁

食管气管瘘(tracheo-esophageal fistula,TEF)和食管闭锁(esophageal atresia,EA)是目前国内开展小儿胸腔镜手术较为成熟的病种之一。食管气管瘘在新生儿的发生率约为1/3000~1/4000,男性多于女性,其中有1/5~1/3为早产儿。在某些情况下,可能有高70%的患儿同时合并有一种或多种其他器官的发育异常,其1/4的患儿合并先天性心脏病,最常见的是房间隔和/或室间隔缺损,其次是动脉导管未闭,法洛四联症、主动脉弓缩窄或闭锁及完全性房室通道。合并畸形在单纯食管闭锁时多见,在单纯气管食管瘘时少见。在食管闭锁/气管食管瘘时需要考虑可能发生 VACTERL 综合征,是由脊柱畸形、先天性无肛、肾脏发育异常与食管气管瘘组成的多器官发育异常症候群。因此,食管气管瘘患儿术前应常规行心脏及腹部超声检查以明确是否并存有包括心脏在内的其他器官的先天异常。

(一)食管气管组织发育及解剖学分型

在胚胎组织发育过程中,由于气管食管褶的不完全融合导致气管食管隔缺损,使之无法将前肠分隔成食管和气管,从而导致气管食管瘘。据推测,这一过程是从脊尾侧开始向头侧进行的。经过 26 天的发育,气管和食管在喉部以下完全分开。食管闭锁可能是由于食管气管隔在分化后期方向偏差造成的。孤立的食管闭锁可能是由于食管在第 8 周发育中由于内胚层细胞生长凋亡周期缺陷致使再通失败造成的。

TEF 最常用的分型方式由 Gross 提出,将全部 TEF 分为 A~F 6 型:其中 C 型,即食管闭锁伴隆突上方的食管气管瘘最为常见。发生率占整个 TEF 的近85%(图

10-1)。其次为孤立的 EA(A 型),占 4% ~7%,其他 4 型罕见。

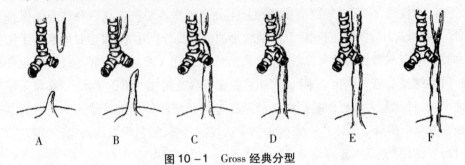

图 10-1　Gross 经典分型

A:食管闭锁不伴气管食管瘘；B:食管闭锁伴近端瘘管；C:食管闭锁伴远端瘘管；D:食管闭锁伴近端和远端双瘘管；E:气管食管瘘不伴食管闭锁；F:食管狭窄

(二)临床特征

绝大多数 TEF/EA 在出生前不易确诊,如存在孕妇羊水过多则应高度怀疑,可因胎儿无法吞咽羊水造成。大多数患儿在新生儿期可确诊。患儿可因无法吞咽口水致口水过多。严重咳嗽、呼吸困难以及发绀可因食物经食管盲端与气管之间的瘘管误吸造成[3]。存在远端食管气管瘘的患儿,可因胃内充满气体导致胃液反流入肺。若胃管无法经食管插入胃内,则可基本确诊食管闭锁;X 线摄片可见盘绕在食管盲端的胃管。若胸片或腹部平片提示胃及小肠中积气则提示远端存在 TEF。

(三)病理生理特点

存在食管气管瘘的患儿绝大多数是新生儿,其中早产儿较为多见。因此,此类患儿多伴有出生时的低体重、严重的营养不良及贫血、低血糖及呼吸暂停或心动过缓。由于气管食管瘘的存在,患儿误吸胃液常常合并肺炎,甚至导致呼吸窘迫综合征。不同类型的食管气管瘘生后多数已经气管插管并机械通气维持呼吸功能。如气管插管不能越过瘘口则出现严重的通气不足和胃膨胀,同时气管导管也容易被堵塞,使呼吸困难加重而出现恶性循环。合并有其他心脏畸形后可能存在严重的低氧血症。

(四)手术纠治方法

1.食管气管瘘一期手术修复

食管气管瘘的矫治术常在出生后数日内进行,早产儿或营养不良患儿可稍延后使肺部发育改善。患儿术前应保持头高位,并将食管内残留物吸引干净以减少误吸的可能。在罕见病例,由于瘘口较大,患者合并有吸入性肺炎或肺发育不良,肺顺应性差而需要较大的吸气压,必须在机械通气建立之前封堵瘘口。可采用以下两种方法:将堵塞导管从头端由气管内伸入瘘口进行封堵或施行胃造瘘术后将堵塞导管经贲门与食管置入瘘口进行封堵。这两种方法均需要气管镜的引导,而且操作者必须经过良好的训练。

对于体质健康的新生儿和(或)早产儿如果术前没有合并严重的其他器官的畸形,可在全身麻醉下行胸腔镜微创手术的一期修复,即手术切除气管食管瘘,然后行食管远端和近端的端端吻合,条件是食管的近端和远端经手术游离后有足够的长度能够吻合,且张力不能过大,否则术后引起食管吻合口瘘而导致手术失败。患儿术前需在纤维支气管镜下明确气管食管瘘的位置。目前还可以通过 CT 检查后的三维重建图像来指导手术过程。

手术常采用右侧卧位胸腔镜入路,首要步骤即为游离并结扎食管气管瘘,其次再进行食管闭锁的修补。食管气管瘘口多位于隆突上,但也有位于隆突附近,与左右支气管形成三叉状分支。多数患者均能够实施食管残端的原位吻合,如果两残端相距过远必须使用部分结肠代替才能完成吻合者可先结扎瘘管,日后再行二期手术吻合。

2. 一期延迟修复

单纯 EA 的患儿,通常食管闭锁两端的距离较长,导致一期修复困难。需要行胃造口术放置胃管待 3 个月后上段食管盲端充分生长后再行一期修复。其中包括:①续贯动态延长术,必须明确一个常识,患儿自身的食管优于任何替代物,初期牵引闭锁食管盲端有利于后期行一期修复;②其他有利于长距离闭锁食管(间隙超过3cm)两端吻合的措施包括,上部盲端肌切开术、胃上拉、游离胃小弯并延伸胃大弯;③食管替代,若前述的措施失败,就只剩下两种选择。传统的方法是先行颈食管造口术并在 12~18 个月时行结肠或胃体代食管术。第二种方法是新近提出的,即在初次手术时即行胃中置食管替代术。

(五)麻醉相关问题

在胸腔镜下行食管气管瘘修复手术均需在全身麻醉下进行,麻醉诱导前需放置胃管至食管盲端并充分吸引以减少误吸和反流。吸入诱导后不使用肌松剂清醒插管虽然降低误吸风险,但可能有应激反应高,引起高颅压及颅内出血风险,目前不推荐常规使用。静脉诱导后适当压迫环状软骨及胃部,并轻柔正压通气可防止误吸。气管插管后可采用静吸复合的方法维持麻醉。

体位:左侧卧位行右侧建立胸腔镜手术入路。(右位主动脉弓患儿需要改为左进胸)。

TEF/EA 行一期修复术通常需要 2~4 小时,手术麻醉前除常规监测项目外需建立动脉测压,可选择上肢桡动脉或下肢动脉,以维持术中血流动力学平稳同时能及时监测动脉血气,以评定术中血糖、电解质及酸碱平衡。中心静脉置管在手术中并不一定需要,但术后部分患儿需静脉营养治疗,可根据需要放置。手术出血量往往不大,除非术前合并严重贫血,否则不必输血。对于低体重及早产儿,转运及入室后及易体温降低,建议入室前提高室内温度至21℃以上,术中保温非常重要,常用的保温措施主要包括:手术可在辐射台进行;手术台采用保温毯,患儿头部可用 36℃热水袋局部保温,同时术中需行体温监测,体温探头可采用肛温监测最为准确可靠,鼻咽部放置温度探头有时可能置入过深而影响手术操作,甚至误导手术者。静脉输注冰冷液体、室温较低以及持续吸入高流量干燥气体都可使患儿体温降低.由于新生儿糖储备很少,术中需持续输注含 10% 葡萄糖的液体来降低低血糖风险。手术结束后无其他并发症的患儿行 TEF 结扎术后可直接拔管,但是这并非常规。气管软化或修补侧气管壁缺损等都可能导致重新插管。此外,再插管可能损害修复。大多数患儿在术后保留气管导管并转运至新生儿重症监护室进一步治疗。

术后处理:绝大多数患儿术后至少需要 24~48 小时的机械通气支持。闭锁两端距离较长的患儿在修补术后通常需要带管通气支持 5~7 天。若术前合并肺部疾患、心脏病或行复杂修补术则需更长时间的机械通气支持。另一方面,足月儿若没有严重的并存疾病术后可以直接拔管且恢复良好。究竟是否拔管,应基于围术期监护设施的可用度以及避免紧急情况再插管的可能性来决定。

注意事项:①必须仔细标记鼻咽及口咽部引流管的位置,避免插至吻合口以下;②避免颈部过度伸展,减少吻合口张力;③镇痛方式可选用持续静脉给予阿片类药物。胸段硬膜外镇痛是理想的镇痛方式,可使自主呼吸迅速恢复,易于拔管。但由于操作复杂,风险较高,目前不推荐常规使用。

二、胸腔镜下纵隔肿瘤的麻醉

小儿常见的纵隔肿瘤包括:淋巴瘤(霍奇金病和非霍奇金淋巴瘤)、皮样囊肿、神经母细胞瘤和神经节瘤以及来源于胸腺和甲状腺的肿瘤其中胸腺瘤较为少见。肿瘤可以发生在纵隔的任何部位,但对麻醉医生来说,前纵隔的肿瘤风险较大。围术期的主要风险为纵隔肿瘤对心脏、大血管以及气道的压迫引起的呼吸、循环窘迫。当大气道受压通气不畅时,吸气相施加的额外正压以及吸气相的潴留气体都将加重对循环.系统的压迫。麻醉诱导期间,麻醉镇静药物及肌肉松弛药的使用,可使原已十分狭窄的气道完全塌陷而造成无法通气的严重后果。

前纵隔肿瘤的胸外科手术患儿,使用任何全麻药或镇静药前均需要进行仔细的评估,以防止前纵隔肿瘤压迫气道造成呼吸困难或影响心血管系统的功能。愚月、的气道阻塞体征,无法耐受平卧位常提示已有严重的气道堵塞。术前应仔细询问及观察如 CT 检查发现气管横截面积减少大于 50%,常提示存在全麻诱导期间发生气道阻塞的可能。超声心动图检查有利于发现肿瘤与大血管之间的关系以及可能导致的压迫,对于术前麻醉计划的制订将提供很大帮助。对于前纵隔肿瘤造成严重气道压迫的患者(如气急不能平卧需侧卧或坐位才可耐受者),全身麻醉并非首选。如有可能,可选择在半坐位下以局麻药完成颈部、腋下、腹股沟等部位的活检术,如必须在全麻下完成胸部肿瘤的活检,通常需要在诱导中保持患者的自主呼吸,肌松药物在肿瘤压迫缓解之前不予使用。对此类患儿,术前治疗措施包括放疗、化疗或激素冲击治疗等常能够减轻肿瘤对气道的压迫程度,提高安全性。术前放、化疗可能对病理标本的判断造成困难或干扰,一般除非肿瘤压迫已直接威胁气道,否则不作为首选。在全麻诱导期间,维持右侧卧位或半坐位常能改善患儿自主呼吸的通气效果,手控呼吸囊辅助通气对于自主通气不良患儿的效果常优于机械通气。麻醉诱导时还应备有带有支撑弹簧的气管导管、硬质支气管镜等物品,必要时可行支气管插管以形成至少对一侧肺叶的有效通气。对于气道阻塞极为严重,估计可能无法耐受气管插管诱导的患儿,体外循环或体外膜肺氧合(extracorporeal membrane oxygenation,ECMO)设施应随时备用,以便在危急情况下提供呼吸循环保障。

其他纵隔部位的肿瘤对呼吸循环的影响常较小,但巨大的胸腔内肿瘤,可以导致气道的受压移位,限制性通气障碍,以及影响静脉血液的回流。此类患儿的麻醉处理与前纵隔肿瘤的处理原则基本相同,另外还应注意维持足够的循环血容量以保证足够的静脉血回流及补充巨大创面造成的第三间隙液体丧失。

三、胸腔镜下肺手术的麻醉管理

目前在胸腔镜下能够开展的肺部手术主要包括三类,一类是由肺和支气管发育异常引起的先天性疾病如:先天性肺叶性肺气肿、肺隔离症、先天性囊性腺瘤样畸形等疾病;另一类为肺部肿瘤或其他器官来源的肺转移瘤;第三类为诊断性的肺组织活检,如肺部感染、脓胸的清除等。

能够开展的此类手术多数需要单肺通气技术,因此主要应用于年龄较大的患儿。对于年龄较小的婴幼儿则采用患侧肺二氧化碳注入的人工气胸的方法。

(一)单肺通气技术

许多胸外科手术操作都需要使手术侧肺野萎陷或相对静止,这需要通过单肺通气技术来实现。即使在胸腔镜手术中用胸腔内吹入 CO_2 来使手术侧肺萎陷,当外科医生需要进一步暴露时,也需要使用单肺通气技术。在小儿患者中主要有以下几种单肺通气的方法:①双腔气管导管;②Univent 气管导管;③选择性支气管插管;④Cook 支气管阻塞器;⑤房缺封堵导管。

1. 双腔支气管导管

可迅速便捷地实施肺隔离、单肺通气与双肺通气间的迅速转换、开放后一侧肺能使用持续气道正压通气(continuous positive airway pressure,CPAP)等优点,但最小的型号为28F,双腔支气管导管仅能应用于年龄大于 10 岁的患儿,使用机会不多。

正确的双腔气管导管定位应是总气管腔开于气管隆嵴之上而支气管开口于左侧支气管内,以纤维支气管镜下在总气管腔内能见到蓝色支气管套囊的边缘为佳。在变更体外后应再次听诊或用纤维支气管镜确认双腔管的位置。

2. 选择性支气管插管

婴幼儿可以用普通气管导管施行支气管插管或使用支气管阻塞导管。年龄大于5~8岁的患儿,由于右侧支气管与总气管的成角较左侧小,右侧支气管插管在盲探下较容易成功。小于此年龄的患儿,左右支气管两侧与总气管的成角相近,插入左右两侧的概率相等。正常气管导管弧度下导管开口斜面向左,较易进入右侧支气管,因此当需要进行左侧支气管盲探插管时需做一些调整。为便于导管进入左支气管,应置入导芯将气管导管的弧度反转,使导管的开口斜面在右侧,当导管到达总气管中段后拔除导芯,将导管继续向前送入左支气管。抬起右侧肩部或将头部转向右侧,可提高左侧支气管盲探插管的成功率。但最为简便的左侧支气管插管方法是在纤维支气管镜的引导下将导管送入左侧支气管内。大于 2 岁的患儿推荐使用带气囊气管导管,可以保证足够的密封性,又可防止无气囊导管插入过深而阻塞右上叶支气管开口。带气囊导管可以保证通气侧肺免受患钡 J 肺感染性分泌物的污染,应根据患儿年龄选择导管直径较无气囊导管小 1 号至 1 号半的为佳。

选择性支气管插管的主要缺点在于无法方便地在单肺通气与双肺通气之间施行转换,双肺通气时导管开口容易因意外活动而滑入支气管造成单肺通气。对此,可以在气管导管位于总气管中段时记录导管头端至门齿的距离,然后将导管前送至支气管内行单肺通气时再记录一次导管头端至门齿的距离,术中利用这两个标记的距离在单肺通气与双肺通气之间按需转换。选择性支气管插管的另一缺点在于使用的普通气管导管的斜面及气囊长度可能与支气管无法正常匹配,造成单肺通气不足,这种情况在右侧支气管插管行单肺通气时较常发生。

3. 支气管阻塞导管

当由于患儿体型过小或插管困难等因素而无法插入双腔管时,可考虑置入支气管阻塞导管(图 10 - 2),最小可用于 2 个月的婴儿单肺通气。Fogarty 取栓导管或 Cook 支气管阻塞导管较为常用。导管远端的气囊充气后可堵塞手术侧肺的通气,具有中空管道的导管还能进行吸引或氧气吹入。由于中空管道较细,用于吸除分泌物可能效果不佳,但可有助于手术侧肺的萎陷。手术侧肺萎陷不良时可在气囊未充气时开放气道,由外科医师辅助压迫肺叶使其萎陷,然后将气囊充气并开始通气。在单肺通气前可先以空氧混合通气片刻后再给予纯氧通气,以使萎陷侧的肺中氧气被吸收后还残余部分氮气,从而避免吸收性肺不张。行吸引或氧气吹入。由于中空管道较细,用于吸除分泌物可能效果不佳,但可有助于手术侧肺的萎陷。手术侧肺萎陷不良时可在气囊未充气时开放气道,由外科医师辅助压迫肺叶使其萎陷,然后将气囊充气并开始通气。在单肺通气前可先以空氧混合通气片刻后再给予纯氧通气,以

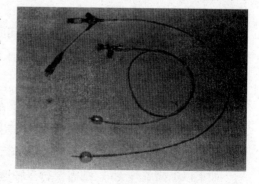

图 10 - 2　支气管阻塞器

使萎陷侧的肺中氧气被吸收后还残余部分氮气,从而避免吸收性肺不张。

支气管阻塞导管经气管导管置入时,气管导管近端要使用专用带自封性小孔的 T 型接头,阻塞导管通过小孔置入气管导管可获得较好的密封性,固定也较容易。如无此 T 型接头也可以在气管导管的侧壁上打一小孔再将阻塞导管通过小孔置入,但密封性较差且不利于阻塞导管位置的调整。支气管阻塞导管置入手术侧肺的支气管多需借助纤维支气管镜,两者同时通过气管导管时摩擦阻力较大,涂抹润滑剂能有效减少阻力,并且应在插管前先试验好支气管阻塞导管与纤维支气管镜能够同时通过的气管导管。

(二)单肺通气时的麻醉管理

实施单肺通气技术的麻醉通常选择静吸复合全身麻醉,在静脉诱导,快速气管插管后,以静吸复合维持麻醉,单肺通气期间低氧性肺

血管收缩(HPV)能通过收缩非通气侧的肺血管来改善氧合。而多种非特异性血管扩张药(如间经沙丁胺醇,沙丁胺醇,异丙肾上腺素,多巴酚丁胺,尼仁地平,硝酸甘油,硝普钠,吸入麻醉药物等)均可削弱 HPV 并减少氧合。异氟烷对 HPV 的影响较恩氟烷及氟烷弱,在 1 个 MAC 时异氟烷与七氟烷及地氟烷对单肺通气时氧合的影响相似。无论选择何种吸入麻醉药物。均应维持 MAC 在 1 以下以限制对 HPV 的影响。对于术前呼吸功能正常的患者来说。单肺通气时并不一定要使用 100% 的氧来维持适宜的动脉血氧合,可根据需要利用空氧混合气以降低吸入氧浓度。静脉麻醉药物如芬太尼 $3 \sim 10\mu g/kg$,氯胺酮,苯二氮唑类,丙泊酚等并不影响 HPV。氯胺酮可以保护 HPV,丙泊酚在低氧时增强 HPV。

单肺通气通常使用 $8 \sim 10mL/kg$ 的潮气量,呼吸次数以维持正常的二氧化碳为目标调节。应避免低碳酸血症对 HPV 的干扰。单肺通气可加重已有肺部疾病或肺功能损害患儿的低氧血症。处理包括间断双肺通气以及在手术侧肺使用氧气吹吹入或持续正压(CPAP)。多为 $4 \sim 5mmH_2O$,可由双腔管、Univent 导管、支气管阻塞器的中空管吹入。

虽然 CPAP 能改善氧合,但是可能使手术侧肺膨胀而影响手术野。另一种方法是在非手术侧肺使用呼气末正压通气 PEEP,但疗效并不确切,因为 PEEP 可使肺血由通气侧肺向非通气侧转移,造成分流增多。

如果以上措施均无效,则需要行双肺通气。

胸腔镜手术具有一些与之相关的特殊并发症。由于手术侧肺在开胸后单肺

通气时萎陷,膈肌上抬,因此在第三四肋间以下使用胸部打孔器时,容易误伤脾脏或肝脏。人工气胸对心脏前后负荷的影响可使血压或心排血量降低。此外,使用二氧化碳吹入时有可能发生意外气栓。二氧化碳气栓可因充气时的直接注入血管或外界气体通过破损的肺间质血管进入血液循环,造成气体栓塞。气体栓塞的生理及临床影响程度取决于栓塞气体的类型、容量、进入血液循环的速度以及患者基础心血管功能。气体栓塞的治疗首先是立即停止气体吹入及人工气胸。由于二氧化碳很快会被机体吸收,因此对心血管系统的影响会很快恢复。进一步治疗包括液体治疗补充前负荷以及在必要时使用正性肌力药物以提高心收缩力。此外,在严重循环功能受损的患者,可将体位调整为左侧头低位,使气体位于右心室顶部,减少气体栓塞而逆转心血管功能。如果置有中心静脉导管,可试行抽吸气体。

胸腔镜操作结束后停止人工气胸并恢复双肺通气,数次大潮气量通气有助于术侧肺叶的充分复张。多数患者在逆转肌松药的残余作用后均可顺利拔除气管导管。可使用长效局部麻醉药物行伤口周围的局部浸润,术后辅以口服阿片类与非甾体类抗炎药进行止痛治疗。稍大的儿童可以实施静脉 PCA 阵痛泵,但需在家长或护士监护下使用。对于手术时间长,阿片镇痛药物使用较多,代谢不完全的婴幼儿可以更换普通气管插管后带管回 ICU 继续镇静、直至镇痛及肌松药代谢完全后方可拔管。

四、胸腔镜下漏斗胸 Nuss 棒矫正术的麻醉管理

漏斗胸是一种随年龄增长而不断进展的胸骨及肋软骨先天性畸形,常与马方综合征及其他先天性心脏异常(如二尖瓣脱垂等)并存。胸骨异常发育可导致心脏受压右移、每搏量降低,心脏杂音、肺内分流增加等症状。患儿的运动耐量降低、易发生肺部感染、并存二尖瓣脱垂者更是存在感染性心内膜炎的风险。

麻醉一般采用全身麻醉,麻醉诱导及维持方法并无特殊,术中常采用单侧肺通入二氧化碳的方法造成人工气胸,以保持术野利用手术操作,在引导板穿过心脏表面时如触及右心房常可引起心律失常,需密切观察心律的变化。早期手术时曾有心房破裂的报道,术中需紧急开胸止血,维持血流动力学稳定。手术技巧一旦成熟则较少发生。

此类手术在术后苏醒期已发生躁动,原因不明,可能与术后镇痛不足,使用气

体吸入麻醉有关。躁动易造成固定器的移位至手术失败。因此,苏醒期应尽可能维持患儿平稳。充分的镇痛及尽可能采用静脉麻醉可以降低术后躁动的发生,可以采用全麻加硬膜外镇痛的方法。术后可使用 PICA 镇痛泵。术后一般可以拔管回到病房。

参考文献

1. 陈煜,连庆泉.当代小儿麻醉学.北京:人民卫生出版社,2011
2. 陈煜.实用小儿麻醉技术.北京:科学出版社,2011

第十一章　神经内镜手术的麻醉

用于中枢神经系统的最早的内镜手术是 1910 年泌尿外科医师 Lespinasse 开展的脉络丛烧灼术,治疗先天性脑积水。此后数十年间,人们头脑中神经内镜手术的概念是指由内镜的光学系统提供照明,由摄像系统显示手术区图像,而各种手术操作是通过内镜的器械通道和冲洗系统完成的,典型手术如第三脑室底造瘘术,脉络丛烧灼术,颅内囊肿的内镜手术等。

一、临床应用进展

(一)内镜经单鼻孔

经鼻入路垂体瘤切除术已经成熟,具有创伤小,手术野显露清晰,肿瘤切除彻底,术后并发症少等优点。在神经外科和耳鼻喉科医师的共同努力下,内镜脑脊液鼻漏修补术,视神经减压术及治疗 Grave 眼病的眼眶减压术也日臻完善。此外,内镜经鼻手术还可用于颅底的许多疾病的治疗。有文献报道,经对侧单鼻孔入路,内镜下可切除眶内脑膜瘤。采用经鼻入路,硬膜外的斜坡脊索瘤可在内镜下完全切除,而对于硬膜下的脊索瘤,采用内镜手术可切除基底池内大部肿瘤,而基底动脉与脑干间的肿瘤不能切除。内镜经鼻入路还可治疗重度颅底黏膜膨出和斜坡坡源性囊肿等。

(二)脑积水

对于梗阻性脑积水,采用第三脑室底造瘘术多可获得良好疗效;某些中脑导水管狭窄的患者,可在内镜下植入支架行导水管成形术。对于对称性脑积水,可在内镜下行透明隔切开术。对于某些合并脊髓空洞征的脑积水患者,采用内镜第三脑室底造瘘术不仅可缓解脑积水,还可治疗脊髓空洞征。此外,在内镜下还可调整脑室—腹腔分流管的脑室端的位置。

(三)脑室内和脑室壁的肿瘤

内镜下可切除脑室内胶样囊肿,上皮样囊肿,颅咽管瘤,Rathke 裂囊肿,对于阻塞中脑导水管的中脑肿瘤,可使用纤维内镜进行第三脑室底造瘘和取活检术。

(四)颅内囊性病变

颅内囊肿都有完整的囊壁与脑室或脑池相隔,而内镜手术可切除部分囊壁,使囊肿与脑室或蛛网膜下腔相通,达到治疗目的。内镜手术可治疗的囊性病变主要为:鞍上囊肿,蛛网膜囊肿,透明隔囊肿,脑室内孤立囊肿(如脉络丛囊肿)和脑室相关囊性病变。此外,一些脑实质内的囊性肿瘤,如囊性血管网状细胞瘤,也可采用内镜手术,将瘤结节切除。

(五)脑囊虫病和脑脓肿

对于幕上脑室内的囊孢,经颅骨钻孔后,在内镜直视下反复冲洗,仔细吸出。第四脑室内的囊孢,可采用枕下开颅,用内镜探查第四脑室,清除囊孢。脑实质内的囊虫形成囊肿,引起癫痫或有占位效应时,也应采用内镜手术切除。对于深部脑脓肿,可在立体定向引导下采用内镜手术,清除脓液及脓腔内的异物,具有创伤小,安全准确等优点。

(六)颅内血肿

对于高血压脑出血,内镜手术比传统开颅手术创伤小,更加有效,有人归纳出下列脑出血适合采用内镜手术:①中小量的壳核出血;②脑深部血肿,如丘脑出血;③脑室内血肿。有人主张使用纤维内镜即可清除脑室内出血,还可通过中脑导水管清除脑桥血肿,但是这些操作应当以安全、慎重为前提。Hsieh 在立体定向引导下,使用内镜经脑室清除丘脑血肿,取得较好的疗效。此外,内镜直视下清除慢性硬膜下血肿,可保持血肿内膜完整,防止损伤脑组织,并可打开血肿内的分隔,使血肿充分引流。

（七）癫痫

对于颞叶癫痫患者,采用内镜在侧脑室颞角放置脑室电极,记录癫痫波,协助诊断。

（八）动脉瘤

在动脉瘤手术中,使用不同角度的内镜,使术者明确动脉瘤与周围结构的关系,消灭显微手术的死角,减少脑组织牵拉,防止动脉瘤术中破裂。夹闭动脉瘤时,使用内镜观察,可防止重要穿支被阻断。

（九）颅内其他病变

采用眉间入路在内镜下切除嗅沟脑膜瘤,为眉间入路的临床应用进行有益的尝试。胆质瘤常沿颅底的脑池蔓延,常规显微手术难以全切,采用内镜辅助显微手术,在不增加手术暴露的基础上,在内镜下进一步切除显微镜下不能显示的残余肿瘤,达到肿瘤全切。微血管减压术治疗三叉神经痛和面肌痉挛已很普及,但由于病变位置深,显露受限,而使用内镜可进一步显示神经与血管及周围结构的关系,使神经减压更彻底,从而减少术后并发症,提高手术疗效。

（十）脊柱和脊髓疾病的内镜手术

内镜技术在脊柱和脊髓疾病方面的应用发展很快,使用内镜经椎弓入路切除胸椎间盘,取得较好疗效。胸腔镜联合椎板切除术可 I 期切除哑铃形胸髓肿瘤。内镜腰椎间盘切除术也逐渐完善,创伤小,并发症少,有可能转化为门诊手术。目前还有人在不断探索,如内镜下清除颈髓前方硬膜外血肿,分隔性脊髓空洞的内镜治疗等,但技术尚不成熟。

神经内镜也称脑室镜。脑室镜是神经外科微侵袭诊断和治疗技术。可视定位,精细操作,脑室镜手术与常规的开颅手术比较的有点是创伤小,疼痛轻,省时,恢复快,麻醉应以平稳,不增加颅内压为原则。小儿脑室镜手术是近年来色新技术,脑室镜下第三脑室底造瘘的方法可部分取代侧脑室 - 腹腔分流术治疗小儿梗阻性脑积水。

二、麻醉的特点

神经内镜的手术是一种精细操作。不允许患儿头部活动。在手术期间患儿兴奋、呛咳和躁动都可引起颅内压升高,脑组织代谢增加,因此需要一个平稳的麻醉过程。脑室镜手术通过手术窗(直径 1cm)操作,须精细准确,麻醉要求循环平稳,麻醉诱导和维持均不能增加颅内压(ICP),因此即使 ICP 没有达到危险的程度,脑膨胀也不利于手术野暴露及手术操作,手术应避免患儿躁动和呛咳,以避免相对固定的镜筒和光源器械损伤组织。神经内镜手术期间控制性降压可减少术中失血,创造一个清晰的手术野,为手术提供良好的条件并减少输血的危险性和并发症。术毕使患儿及早清醒,利于术后护理和早日康复。

三、麻醉前准备

(一)患儿选择

小儿日间手术的开展范围是很广的,但对于那些术后出血风险高、术后可能长时间疼痛需要复杂的阵痛或手术的需要住院治疗。对于特定的手术日间手术的开展即便在技术上是可行,也可能以为年龄,感染、医疗条件、麻醉风险及小儿的社会环境因素被排除。

(二)患儿和家长的准备

术前认真了解病变的部位、大小、性质、手术难易程度、与周围组织的解剖及生理关系。必要时术前建立中心静脉输液通路和动脉置管直接测压,以防术中大出血等。麻醉前就有关事项对患儿及家长进行清晰地口头解释,术前禁食和注意事项应由明确的书面文字。让家长大致了解麻醉及手术程序,想患儿做好解释工作,提前安排他们进入手术室。可帮助患儿及家长了解日间手术病房的设施、人员及工作方式,清除他们紧张心理。应在术前告知家长患儿在麻醉或手术后可能出现行为和认知方面的改变。研究表明允许一位家长或一位家长加一位专业人士陪同患儿可明显降欢而焦虑评分。对于严重焦虑或不合作的患儿,该方法与强迫吸入麻醉诱导相比是个更好的替代方法。

(三)麻醉前用药

随着新型麻醉药的增多及患者和家长术前对相关信息的了解,对麻醉前用药的需求有所减少,现已经不常规给予患儿术前用药。部分患儿仍需要应用咪达唑仑等较常用的儿科术前用药。咪达唑仑由于遗忘作用和对认知的影响,有学者对常规术前应用提出质疑,认为术前应用可乐定替代咪达唑仑可缓解术后早期的疼痛,减少术后寒战降低谵妄及躁动的发生率。采用七氟烷麻醉的学龄前儿童,术前应用可乐定替代咪达唑仑可减少恢复室内的躁动和提高舒适度。

四、麻醉方法

神经内镜操作十分精细,患者应绝对制动,麻醉选择以全麻为宜。诱导力求迅速平稳,对心血管功能抑制较轻,避免呛咳,屏气等加重颅内压的因素。常用的药物组合为芬太尼 $3 \sim 5\mu g/kg$(或舒芬太尼 $0.3 \sim 0.5\mu g/kg$),维库溴铵 $0.1 \sim 0.12mg/kg$(罗库溴铵 $0.6 \sim 1mg/kg$),丙泊酚 $2 \sim 2.5mg/kg$(或依托咪唑 $0.3 \sim 0.5mg/kg$),显露声门后,咽喉及气管内喷雾1%丁卡因或2%利多卡因2mL表面麻醉,然后行气管插管。

麻醉维持以静吸复合全身麻醉为主,七氟烷、异氟烷为常用吸入麻醉药,丙泊酚能控制血管收缩,降低脑血流,有效降低颅内压,具有脑保护作用,是静脉麻醉维持首选药物。一些麻醉医师选择小于0.75MAC的吸入麻醉药和小剂量的静脉麻醉药物,而也有人选择静脉麻醉为主的麻醉方式,吸入保持在0.5MAC以下,阿片类药物芬太尼或瑞芬太尼辅助镇痛,同时给予肌肉松弛剂间断注射。术中也可持续微泵维持肌松药,保证术野安静,减少不必要的损伤。麻醉需要有一定的深度,适当的过度通气,呼气末二氧化碳分压($PETCO_2$)控制在 $28 \sim 35mmHg$ 范围之内,协同降低颅内压,但注意因手术时间可能不长,术毕时可用纳洛酮拮抗芬太尼,新斯的明拮抗维库溴铵,掌握拔除气管导管的时机。

术中冲洗是保持清晰术野的前提条件,但由于神经内镜冲洗为一自动溢出系统,排出口较小,加之患者病变所致颅内压升高使自身对颅内压的调节能力下降,如果外引流欠通畅或冲洗液滴入过快时,短时间即可引颅内压骤然升高,继之出现室周重要结构的刺激性反应,如HR、BP的波动,因此,冲洗水流的进出平衡是防止高颅压的关键。术中应该与术者密切配合,当发现生命体征有异常变化时应及时告知术者暂停手术操作,必要时静脉注射阿托品、麻黄碱或多巴胺,尽量避免加压冲洗。

术中控制性降压常用的是药物控制性降压。理想的降压药应具备:给药方便、药效确实;起效及恢复快;无毒性作用及快速耐受性;无反射性心动过速或反跳性高血压。但现在常用的硝普钠、硝酸甘油、氟烷、安氟醚等均不能完全达到上述要求。自采用异氟醚控制性降压于颅脑手术以来,临床应用日益广泛。但是单纯应用异氟醚控制性降压,往往需要高浓度(4%~5%),而且降压速度偏缓,有时降压作用很弱,甚至加深麻醉后仍达不到降压之目的。此外,异氟醚对脑血流的影响随着吸入浓度的增高而变化明显,0.6~1.1 MAC 时脑血流稳定,1.6MAC 时脑血流倍增。所以以吸入高浓度异氟醚有颅内压增高的潜在危险。1.0 MAC 异氟醚维持麻醉用于神经外科较适当,既提供了足够的中枢抑制水平,又不影响颅内压,且不会发生脑电爆发抑制。异氟醚复合异丙酚降压,当异氟醚的 MAC 为 0.6~1.0时,降压效果迅速且能较好维持生命器官的血流量。异丙酚麻醉诱导迅速,深浅容易调节,苏醒迅速良好,有利于术后早期评价中枢神经功能;同时可避免使用 N_2O 及挥发性吸入麻醉药扩张脑血管、增加颅内压作用,故越来越广泛用于神经外科手术。

五、围术期并发症

(一)发热

术后发热是最常见的并发症,考虑与术中脑组织和肿瘤组织飘落,及冲洗液冲洗刺激脑室壁、下视丘的体温调节中枢所致,多在术后 4~5 天恢复,必要时可使用地塞米松抗感染治疗。若无出血,应尽量不冲水或少冲水。

(二)术后脑室出血

麻醉恢复期,麻醉医师不用只考虑麻醉药排出问题,一旦发现自主呼吸恢复不佳,苏醒延迟,应及时与术者沟通,以求尽快处理,争取良好转归。

(三)神经源性肺水肿

由于注水的温度、压力可能影响到脑干,循环指标会也有改变。术后发生神经源性肺水肿,可能是颅压增加引起血压骤增导致的神经源性肺水肿。所以,颅压波动,心率减慢时很危险的信号,要及时提醒术者暂停操作。

(四)恶心呕吐

气管内插管及阿片类药物时术后恶心呕吐的主要危险因素。丙泊酚可以有效地抗呕吐,用喉罩技术和局部麻醉技术并避免阿片类药物可以最大程度的减少术后恶心呕吐的发生。

(五)认知和行为改变

患儿麻醉恢复期可能出现精神紊乱,表现为嗜睡、意识模糊、甚至人身攻击,极度的定向障碍,少数患儿可出现兴奋,部分可出现其他情感波动包括不自主哭泣等。术后发现早期阶段患儿在选择的反应时间及精神运动的协调力上有障碍,但会在 48 小时恢复,然而麻醉后一周注意力分散,突然发怒、哭喊和噩梦的发生仍较对照组频繁(8% ~20%)。术后精神症状、发热和头痛的发生可能与内镜在脑室内操作的压力过大有关,多见于脑室内冲洗的流速较快(100mL/min),压力高于30mmHg 时。

(六)意外损伤

最常见的损伤包括口腔、咽、喉损伤,神经干丛损伤等,可能因此降低患儿满意度。重要颅内结构的损伤常常与内镜在颅腔内操作有关。国外各类报道较多,如置入神经内镜于脑室内,操作中可能损伤丘脑,脑室内重要静脉,损伤深部的脑底静脉,这些损伤常带来严重的后果。出现的原因主要是技术操作问题。

(七)感染

术后感染并非内镜手术的直接并发症,但是感染的形成几乎都与出血、继发脑积水、持续脑室外引流有关。因内镜手术直接引起的感染并不高于其他方式的手术。

(八)术后疼痛

手术后在家中持续镇痛的主要方式时口服镇痛剂,鼓励家长与术后24 ~48 小时在局麻药阻滞作用逐渐消失前预先,规律的给患儿服用镇痛剂。如果没有特殊的禁忌,常规应用非甾体类抗炎药,可以在诱导后作为术前要的一部分给予。对乙酰氨基酚(对乙酰氨基酚)20mg/kg作为术前用药在麻醉诱导后作为栓剂使用。有研究比较扁桃体切除术患儿术中静脉给予对乙酰氨基酚(15mg/kg)或哌替啶(1mg/kg)发现疼痛评分无显著差异。尽量减少使用阿片类药物以最大程度低降低术后呕吐的发生率。阿片类药在日间手术中常作为补救用药,其中芬太尼是最常用药,其次为瑞芬太尼,阿芬太尼等。

六、离院标准

小儿手术后离院标准必须依据年龄、发育阶段、健康状况、手术种类及社会环境而调整。出院患儿生命体征和同龄小儿及术前水平相仿,无呼吸窘迫和看不清,吞咽、咳嗽呕吐反射应完全恢复,能做与年龄相符的运动。

出院前外科医生和麻醉医师应该就镇痛、伤口护理、活动给予清楚的介绍,家长应该知道应包括手术过程、切口种类及敷料的应用、控制术后疼痛的手段,开始正常进食的时间;活动的限制;允许洗澡的时间;伤口护理的注意事项。

参考文献

1. 姚尚龙,王国林. 麻醉学,住院医师规范化培训教材.北京:人民卫生出版社,2012

2. 李圣平,王力甚,王作俊,向强.异氟醚麻醉复合异丙酚控制性降压用于神经内镜手术的临床观察.中国内镜杂志,2003,9(11),19-23

3. 张亚卓,王忠诚,高鲜红等.神经内镜手术并发症及防治.中华神经外科杂志,2003,19(6):405-407

4. 谭宗池. 36例内镜手术的麻醉处理.广西医学,2006,28(3):428-429

5. 李经辉,孙涛,王飞等.神经内镜手术治疗脑室内肿瘤.中国微侵袭神经外科杂志,2013,18(7):298-300

6. 张亚卓,宋明.内镜技术在神经外科的应用前景.中国医师协会神经外科医师分会成立大会学术交流,88-92

第十二章　门诊腔镜手术麻醉

门诊诊疗特别是门诊内镜诊疗给患儿带来很大的痛苦或不适感。与常规门诊诊疗相比,对接受门诊诊疗的患者特别是儿童实施麻醉可使其舒适度、安全性得到极大提高,同时能给诊疗医生的操作提供良好的环境。近年来内镜已成为儿科胃肠病学的不可或缺的方法。目前在儿科胃肠镜道疾病的诊断和治疗中,内镜起到主要的作用,取代以前的放射学检查的主导地位。门诊诊疗麻醉在给患者和诊疗医师带来的益处同时并不能掩盖其内在的一些问题,门诊诊疗麻醉的风险性丝毫不亚于手术室内麻醉,迄今为止门诊诊疗麻醉的并发症屡有报道。因此,必须规范门诊诊疗麻醉实施、提高门诊诊疗麻醉的安全性。

一、建立健全的麻醉设施

(1)中心供氧与备用氧气钢瓶。

(2)达到手术室标准的吸引装置。

(3)麻醉废气排放系统。

(4)呼吸复苏设备,如麻醉机、气管插管用具、监护仪等。

(5)充足的照明系统。

(6)足够的操作空间便于麻醉医师使用麻醉机及靠近患者。

(7)除颤仪、各种急救药物。

(8)实施麻醉的医务人员相对固定与专业化,同时开展多项无痛麻醉技术服务。

二、门诊麻醉的主要原则

（1）使患者有一个轻松而舒适的术前期。

（2）尽可能保证患者在接受检查或操作时的舒适度，使患者有一个平稳、安全的检查或手术过程。

（3）使患者在术后及早苏醒，尽快、满意、安全地离院。

要达到上述要求，麻醉医师对接受门诊诊疗麻醉的患者麻醉前进行充分评估非常必要。主要方法包括：

（1）术前访视。

（2）电话访谈。

（3）查阅患者健康记录。

（4）术日早上访视。

三、门诊麻醉选择的原则

门诊诊疗麻醉选择的原则应该是尽可能对机体生理功能干扰最小，患者能以最快速度苏醒和恢复，并在当日返回家中。在选择门诊麻醉方法时要考虑麻醉的质量、安全性、效率、设备和药物的费用等。理想的门诊诊疗麻醉要求应符合以下要求：麻醉诱导迅速而平稳，减少烦躁；麻醉维持期有良好的镇痛作用，减少疼痛和不适感；防治体动，保护患者安全；保证氧合和通气；保证药物持续滴定水平；术后恢复快而完全，醒后无意识障碍；无麻醉后并发症，如头痛、恶心、呕吐、尿潴留等影响患者早期离院的因素；术后镇痛作用好，口服镇痛药物即能满足要求。目前门诊诊疗常用的麻醉方法包括：全身麻醉，区域阻滞，监测下麻醉管理技术（monitored anesthesia care，MAC）。麻醉方式的选择应该根据患者本身情况、手术的种类而定。先进麻醉技术与麻醉设备可在最大程度上防止各类麻醉并发症的发生。

四、门诊手术麻醉禁忌证

（1）年龄小于60周的早产儿。

（2）手术时间冗长或复杂影响重要脏器功能的患者。

（3）估计手术并发症多的患者。

五、术前评估和准备

必须由接受过正规训练的麻醉医生对当日门诊诊疗麻醉的患者进行正确的评估。主要从以下方面进行综合判断。

（一）诊疗手术方面因素

麻醉医生需要对实施手术需要的时间、失血量的大小或液体的丢失量、是否有专门的医疗设备,是否有专门的术后护理、

术后可能发生的并发症、患者出院后对疼痛的处理等方面进行评估。

（二）内科方面因素

患者是否合并内科疾患、之前的疾病是否得到良好的控制、症状是否较为稳定、患者对自己所患疾病的熟悉程度、诊断治疗性操作是否会加重患者的内科疾病等。

（三）社会方面因素

对门诊患者而言,麻醉医师不应只考虑到医学方面因素,社会因素也是影响门诊麻醉安全或患者对麻醉手术满意度的重要因素。患者有无专人护送照顾离院、患者对医务人员指示的理解程度、能否随时电话联络、能否及时返回医院、患者接受麻醉后不能执行有危险的操作都是麻醉医师在选择门诊手术患者时需要加以考虑的情况。

六、门诊手术麻醉的具体实施

（一）患儿的选择原则

术前应根据患儿的身体状况、年龄、手术类型、手术时间、手术室的硬件设备和医护人员处理各种并发症的能力进行选择。应特别注意上呼吸道感染、哮喘和含有先天性心脏病的病例。

(二)术前检查

1. 单纯静脉内麻醉、尿、粪和血三大常规,出、凝血功能监测;胸透;心电图。

2. 椎管内或气管插管全身麻醉、尿、粪和血三大常规,出、凝血功能监测;胸透;心电图;肝、肾功能,电解质等检查。

(三)术前准备

患者术前准备主要包括体格准备、精神准备和麻醉药品、器材准备。

(1)禁食、禁饮。术前禁食、禁饮的主要目的是防治胃内容物反流误吸。一般成人术前禁食8小时禁饮4小时。对患有消化道梗阻、食管裂孔疝、糖尿病、过度肥胖的患者,禁食、禁饮时间应该适当延长。

(2)精神准备。术前与患者充分沟通,告知麻醉方式及注意事项,解除精神紧张、焦虑状态,增进医患双方了解。

(3)术前用药。术前患者原来应用的治疗药物如抗高血压药、β-受体阻滞剂、镇静、抗焦虑、抗惊厥等药物应该使用至术前。危及出凝血时间变化的抗凝药应该按规定在术前数天停药。麻醉前用药主要为抗胆碱药、镇静药和镇痛药。

抗胆碱药:常规使用阿托品0.1mg/kg,如果有使用禁忌,可以用东莨菪碱0.3mg替代。用法为麻醉前30分钟肌注。

镇静药:原则上不用。对一些精神极其紧张的患者,可以考虑使用咪达唑仑0.07~0.15mg/kg,肌注。

镇痛药:原则上不使用麻醉性镇痛药。对术前患者存在剧烈疼痛者,可以适当使用,如芬太尼0.05~0.1mg静注。非甾体抗炎药多用于平衡镇痛和超前镇痛,可以降低麻醉性镇痛药的使用,减少后引起的恶心、呕吐、尿潴留等不良反应的发生。

(四)麻醉关键

门诊麻醉的关键是呼吸道管理。对于有气道梗阻病史、肥胖、或有胃食道反流的患儿最大程度减少气道阻力。麻醉医生要仔细观察患儿,及时发现异常,对症处理,随时做好插管准备。麻醉时要检测无创血压、脉搏氧饱和度、心电图和呼气末二氧化碳浓度等。

（五）常用麻醉药物

1. 咪达唑仑

常用剂量为：口服 0.5～0.75mg/kg，10～30min 起效；直肠 0.3～0.5mg/kg，20～30 分钟起效；静脉 0.05～0.1mg/kg。镇静剂量的咪达唑仑可引起轻度呼吸抑制，应注意给药剂量和给药速递。氟马西尼可以拮抗咪达唑仑的药理作用。

2. 瑞芬太尼

瑞芬太尼为人工合成的超短效阿片类药物，主要经血液和组织中非特异性酯酶水解代谢，不依赖于肝、肾功能。具有起效迅速、镇痛充分、对认知功能影响小、苏醒迅速、术后呼吸抑制发生率低等特点，常用剂量为：诱导 1μg/kg，维持 0.25～0.5μg/(kg·min)。但术中易发生低血压和心动过缓，一旦停药，镇痛作用很快消失。

3. 芬太尼

芬太尼的作用强度是吗啡的 100 倍，作用时间 30～40 分钟，常用剂量为 1～2μg/kg，注射速度过快剂量过大时可引起呼吸抑制、窒息和胸壁强直。

4. 氯胺酮

常用镇静剂量为静脉 0.25～0.5mg/kg，口服或直肠 6～10mg/kg，肌注 2mg/kg。麻醉剂量为静脉注射 2mg/kg。肌注 5mg/kg。氯胺酮可增加心率、血压和颅内压，增加呼吸道分泌物，导致喉痉挛，苏星期可引起幻觉或烦躁。

5. 丙泊酚

丙泊酚具有起效快、作用时间短和抗呕吐的作用。由于在小儿体内分布容积大，消除半衰期短，因此用量比成人大。常用剂量为：诱导 3mg/kg。维持 6～8mg/(kg·h)。适用于深度镇静的儿童麻醉，在苏醒期不易产生谵妄，有止吐的作用。

6. 七氟醚

七氟醚血气分配系数低，因此诱导/恢复迅速，适合吸入诱导。对心血管系统影响小，对脑血管无影响，对细胞有保护作用。七氟烷高浓度诱导比逐渐加量诱导更加迅速，在高浓度诱导时可不使用肌松剂行气管插管或喉罩置入，深麻醉下拔管或喉罩能更迅速地唤醒，但容易产生苏醒期谵妄。

第一节　胃肠镜检查的麻醉

胃镜检查很不舒服,患儿不宜配合。常常需要在镇静情况下实施检查。胃镜检查的关键是呼吸道的管理。不发生胃食道反流时,胃镜检查给予镇静即可以完成,如果胃镜检查时间长,镜子粗,长期压迫气道,会发生呼吸道梗阻。因此镜检中一旦发生呼吸困难、青紫,则需要立即退出胃镜,加压给氧,待症状缓解后再进一步检查。有必要时时气管插管,避免发生低氧血症。

胃肠镜检查术前患者应禁食6小时以上,如存在胃排空延迟或幽门梗阻,禁食时间应延长。应进行麻醉前评估,重点了解并存疾病情况,药物过敏史,重要脏器功能。对于能够合作的胃镜检查患儿,可采取咽部表面麻醉;但对于不能良好配合的患者,或为使患者舒适,避免操作所带来的各种痛苦和精神创伤,可采用MAC,有助于胃镜医生详细诊断和彻底治疗,并有助于减少心、脑血管等并发症的发生。需开放静脉通路,适量补液,可给予氧气吸入。

丙泊酚是一种短效静脉麻醉剂。具有起效快、时间短、麻醉深浅易控,苏醒迅速而无药物蓄积,等特征,在诱导麻醉期间,可能会发生低血压和呼吸暂停,其程度取决于剂量和术前。而且能抑制迷走神经反等射。被广泛能适宜于无痛胃镜检查与治疗。但同时存在镇痛全,心血管抑制,注射部位疼痛等问题。大剂量可对呼吸、循环抑制作用。丙泊酚能抑制咽喉反射,有利于插管,很少发生喉痉挛,突破了传统胃镜检查时对哮喘患者的禁忌。丙泊酚对循环系统有抑制作用,作全麻诱导时,可引起血压下降,心肌血液灌注及氧耗量下降,外周血管阻力降低,心率无明显变化。丙泊酚可抑制二氧化碳的通气反应,表现为潮气量减少,清醒状态时可使呼吸频率增加,静脉注射常发生呼吸暂停,对支气管平滑肌无明显影响。丙泊酚能降低颅内压及眼压,减少脑耗氧量和脑血流量,镇痛作用很微弱。与其他中枢神经抑制药并用时有协同作用,用药开始有轻微兴奋作用,可出现心率增快,血压增高,而出现对循环和呼吸抑制作用,存在一定的风险。因此临床在无痛胃镜检查用药时常用监护仪,监测体温、血压、心率、脉搏、血氧饱和度的变化,以保障检查的顺利进行。

丙泊酚用量为负荷量 $1 \sim 1.5 \text{mg/kg}$ 缓慢静注,维持剂量 $40 \sim 100 \mu\text{g/(kg} \cdot \text{min)}$ 持续输注或每 $2 \sim 3$ 分钟推注 $10 \sim 20 \text{mg}$。胃镜检查通常一次剂量即可,肠镜

在抵达回盲部后即可终止麻醉。结肠镜检查的刺激比较浅,尽在入镜及镜子通过脾区时刺激要重一些。可以辅助氯胺酮 2mg/kg 静脉注入缓解。咪达唑仑用量为0.08~0.12mg/kg 静注,术毕可静注氟马西尼 0.2mg,如苏醒不完全可追加 0.1~0.2mg 静注。经麻醉后恢复室观察生命体征稳定后可转回病房或在成年人陪护下离院。

麻醉后安全管理很重要,可以预防和减少麻醉胡相关并发症的发生。复苏室内正常工作的监护仪、氧气供应、负压吸引设施、急救设备(麻醉机、抢救插管器械、急救药品),可以及时反映患者的生命体征变化,随时准备处理各种不良事件。在复苏室患者有可能发生任何预料之中或之外的事件,故必须要设置专人密切观察患者生命体征。复苏过程出现舌后坠、喉痉挛造成的呼吸道不通畅;心率过慢或过快;患者呕吐;患者虚脱等不良反应,足以提示苏醒过程监测的重要性。特别注意避免患者在复苏过程中从监护床上跌落受伤。有时要你和蔼、耐心地解释患者提出的问题。达到“离院标准”的患者,亲自送至家属身边再次向患者强调麻醉后注意事项。

无痛内镜检查后离院标准包括两方面:①达到门诊麻醉后离院标准,②认知功能的恢复。目前使用的 Aldrete 评分、麻醉后恢复评分(PARS)等均更倾向于反映患者的生命体征是否平稳,对认知功能是否恢复并无明确标准。早在 20 世纪 70年代,Korttila 即指出,相对于传统的临床生命体征,认知功能可更敏感地反映患者在麻醉后的恢复情况。Willey 等对应用咪达唑仑和哌替啶行无痛 EGD 检查的门诊患者的研究发现,当 Aldrete 评分达到 10 分时,患者的认知功能仅恢复至基线水平的60%~70%;即使在离院时,该数值亦仅达到 86.5%,提示患者仍存在明显的认知功能障碍。因此在丙泊酚麻醉后患儿的认知功能尚未恢复正常时延长离院时间,待其恢复后方可离院。

并发症主要有:①呼吸抑制:丙泊酚多为一过性呼吸抑制,约 2~3 分钟后恢复。咪达唑仑则时间较长,发生呼吸抑制后应暂停操作,给予面罩给氧、辅助呼吸,咪达唑仑麻醉患者可静注氟马西尼 0.2mg,发生气道梗阻时应手法开放气道,可置入口咽通气道或喉罩,必要时注射肌肉松弛药后气管内插管;②反流误吸:应彻底吸引,静脉注射地塞米松 10mg 或甲强龙 40mg,同时尽快注射肌肉松弛药后气管内插管,气管内注射生理盐水冲洗、吸引,必要时行支气管镜下吸引,有呼吸窘迫症状应行人工呼吸支持;③心动过缓:可予阿托品 0.5mg 静注,无效时可追加,必要时给予异丙肾上腺素;④低血压:快速输液扩容,可给 10mg 静注,可重复给药,必要时应用去氧肾上腺素;⑤心搏骤停:最严重的并发症,应立即行标准 CPR,气管内插管控制呼吸,同时行胸外心脏按压,给予肾上腺素,如为室颤,立即电击除颤。复苏后立即脑部降温,并行进一步生命支持。

　　总之,对于儿童的无痛胃肠镜的麻醉要因人而异,灵活用药,胃镜着重呼吸管理,肠镜注意循环调整,及时有效对症处理,麻醉下行胃肠镜检查是平稳而安全的。只有规范流程,时刻把安全放在首位,才能降低麻醉风险,形成大规模的临床应用。

第二节　　纤维支气管镜检查的麻醉

　　小儿纤支镜术是近年来逐渐应用于儿科呼吸临床的一项新技术,具有镜体较柔软细小,可以前后弯曲,能插入患儿气管及段、亚段、部分亚段支气管,可视范围扩大,检查阳性率提高,适应证扩大,患儿痛苦减小,并发症减少等诸多优点,对小儿呼吸道疑难疾病诊治有独特优势,临床作用也为儿科医师、耳鼻喉医师及外科医师认识。但儿科纤支镜的麻醉仍存在争议。北京儿童医院自 1990 年起支气管镜术的麻醉是采取术前肌注安定、阿托品,"边麻边进",利用利多卡因气管内局部黏膜表面麻醉的方法,认为该种麻醉既不抑制呼吸,又简化了全身需要术中和术后的呼吸管理,解决了小儿气道狭窄、不能配合等难题。但此方法对医师的操作技巧要求比较高,患儿多不合作,在操作中烦躁不安,多有呼吸道刺激症状而有不适反应,恶心、呕吐时有发生,易造成操作时间延长,增加术中并发症,患儿痛苦甚至有时需要中止操作。采用这种方法行纤支镜检术,进行术中和术后 24 小时并发症观察,显示黏膜出血是常见并发症,多发生在幼儿及学龄前期儿童,推测与局部麻醉不充分、操作手法不当或精神过于紧张有关。

　　近年来更长时间以及更为精细的诊断性支气管镜检查技术已经出现,包括支气管镜内超声细针穿刺,肺癌分期确定,以及电磁导航下周围型肺病灶活检等。这些操作需要一段较长时间和一个安静的术野,一边精确瞄准准肿大的纵隔淋巴结或肺部疾病避免损伤周围的大血管或突破胸模。这也使得请麻醉医生提供全身麻醉以便于实施诊断性支气管镜检查的需求正在不断增加。

　　支气管检查术包括呼吸道异物取出、呼吸疾病的诊断、吸引分泌物、肺膨胀不全的治疗等。呼吸道异物多发生在 1~5 岁儿童,异物进入气管后,刺激气管黏膜引起剧烈呛咳。因异物大小不同,停留在呼吸道不同部位而产生不同症状,严重者可以出现呼吸困难。异物较大,嵌顿于喉头时可以立即窒息;而较小的异物嵌顿于喉头时会出现吸气性呼吸困难、喉鸣、声音嘶哑、失声;异物停留在气管内随呼吸移动刺激气道可引起剧烈咳嗽;支气管异物是患儿咳嗽、呼吸困难的症状较轻。约95%异物位于右主支气管。

呼吸道异物操作与麻醉通气共用一个气道,且取异物操作要求开放气道。如何选择安全的麻醉方法,维持良好的通气功能是异物取出术麻醉处理的关键,因此气管异物取出术麻醉有较高的风险性。

一、术前评估与准备

(1)术前评估应重点了解气道梗阻的位置和程度交换情况。胸片有利于确定异物位置及一些继发性的病变,如肺膨胀不全、气囊、肺炎。

(2)术前要求禁食 6 小时,禁水 2 小时。无法确定气道是否通畅时,不给大剂量的镇静药。静脉注射阿托品以减少呼吸道分泌和减轻迷走神经紧张性。

二、常用麻醉药物

(一)丙泊酚

是一种新型短效静脉全麻药,注射后迅速分布于全身,分布半衰期为 1.8~8.3 分钟。可能在肝脏中通过结合而代谢(半衰期为 3.4~8.3 分钟),这种代谢速度便于在维持麻醉时控制麻醉深度,也有利于患者恢复清醒。在一般维持麻醉用药情况下,体内无明显蓄积,起效迅速,对心血管、呼吸系统抑制轻,具有恢复迅速,无蓄积作用,而且复后患者意识清醒,精神愉快与芬太尼合用可提高本品的血药浓度。代谢物随尿排出。

用法及用量:全麻诱导 40mg/10s 静脉注射,直至临床上产生麻醉作用;麻醉维持,儿童静脉滴注 9~15mg/(kg·h)。

不良反应和注意事项:常见注射时疼痛。诱导麻醉时一般比较平稳,极少出现刺激症状。在诱导过程中,因剂量的大小和预先给予的药物不同可产生低血压和暂时性呼吸暂停,并容易产生低氧血症;在维持麻醉期间,低血压有时需加用静脉输液和降低本品输注速率;在恢复阶段,仅少数患者发生恶心、呕吐和头痛。丙泊酚必须由麻醉师使用,同时应备有人工呼吸机和供氧设备。由于异丙酚具有作用时间短,恢复迅速而平稳的优点,因此被认为是目前纤维支气管镜检查应用最广泛的麻醉药品;但由于其主要效能是镇静,所以必须合用其他的镇痛性药物。

(二)安定类镇静药

地西泮镇静效果约为咪达唑仑的 25% ~50% ,口服给药需要 1 小时才能产生镇静或抗焦虑作用。静脉注射地西泮镇静的患者比非注射镇静剂的患者更好地耐受检查和更少咳嗽。

咪达唑仑是一种水溶性、短效苯二氮卓类镇静药,可产生抗焦虑、镇静、催眠、抗惊厥及肌肉松弛作用。肌内注射或静脉注射后,可产生短暂的顺行性记忆缺失,防止术中知晓发生。用药后可缩短入睡时间,延长总睡眠时间,而对快波睡眠无影响,患者醒后可感到精力充沛、轻松愉快。无耐药性和戒断症状或反跳。毒性小,安全范围大。口服与肌内注射均吸收迅速而完全,可分布于全身,经肝脏代谢或与葡萄糖醛酸结合而失活,最后自肾脏排出。血浆浓度可分为两个时相,分布时相 t 1/2 为 10 分钟,消除时相 t 1/2 为 1.5 ~2.5 小时。长期用药无蓄积作用,药动学数据及代谢保持不变,肝功不良者及老年人对本药药动学参数无影响。

用法和用量:术前用药,2.5 ~5mg(0.05 ~0.1mg/kg),可单用或与抗胆碱药合用;诱导麻醉,儿童 0.2mg/kg,1 ~1.5 分钟显效。维持 10 ~20 分钟;维持麻醉,小剂量静脉注射,剂量和时间间隔视患者个体差异而定。

不良反应和注意事项:对呼吸有抑制作用,其强度呈剂量依赖性,呼吸暂停发生率 20% ,暂停时间约 30 秒;对循环系统影响轻微,使心率轻度增快,外周血管阻力及血压轻度下降,但心肌收缩力不受影响,无镇痛作用。局部刺激性小,偶有发生血栓静脉肌炎者提供良好的镇静和顺行性遗忘作用。咪达唑仑起效时间和达峰时间较迟,代谢较慢,检查结束后血浆有较高浓度的残余,患者离院时间延长。

(三)利多卡因

利多卡因是最常用的局部麻醉药物,短效,安全性较高和组织毒性较小。适用于在上气道黏膜。利多卡因用于较低的支气管树可能会导致较高的血药浓度。纤支镜检查的患者达到完全有效的局麻时需要雾化吸入 1% 利多卡因 10 ~20mL,检查后患者血浆里利多卡因不能立即消除,可能引起局麻药中毒。

（四）短效阿片类药物

1. 芬太尼阿片受体激动剂

属强效麻醉性镇痛药。镇痛作用产生快，但持续时间较短，用于麻醉前、中、后的镇静与镇痛，也用于各种原因引起的疼痛。用法及用量：麻醉前给药 0.05～0.1mg，于术前 30～60 分钟肌内注射。诱导麻醉：0.05～0.1mg 静脉注射，间隔 2～3 分钟重复注射，直至达到要求；危重患者、年幼及年老患者的用量减小至 0.025～0.05mg。维持麻醉：当患者出现苏醒时，静脉注射或肌内注射 0.025～0.05mg。一般镇痛及术后镇痛：0.05～0.1mg 肌内注射，可控制术后疼痛、烦躁和呼吸急迫，必要时可于 1～2 小时后重复给药。芬太尼由于起效迅速，镇痛作用强，对心血管系统影响小，安全范围大，所以是无痛纤支镜检查中应用最广泛的麻醉性镇痛药。在国外的支气管镜检中有极高的使用率。但芬太尼静脉注射时可能会引起胸壁肌肉强直，如一旦出现，需用肌肉松弛剂对抗；静脉注射太快时，还可出现呼吸抑制。个别病例可能会出现恶心和呕吐。

2. 阿芬太尼

短效阿片类药，镇痛效果良好。咪达唑仑、阿芬太尼单独使用，或两者复合用于纤支镜检查麻醉，使用阿芬太尼的患者明显减少咳嗽，利多卡因需要量明显减少，咪达唑仑和阿芬太尼复合用药时，血氧饱和度比每种药物单独给予时有较大下降。

3. 瑞芬太尼

是一种新型超短效 μ 受体激动剂，主要经血液和组织中非特异性脂酶水解，起效迅速，作用持续时间短，清醒快且代谢不依赖肝肾功能，重复或长期用药无明显蓄积作用，特别适用于门诊麻醉。瑞芬太尼 2μg/kg 单次静脉注射，伍用丙泊酚靶控输注作纤支镜检查麻醉，可以达到满意效果，患者清醒迅速。国内也有学者尝试采用单次静脉注射瑞芬太尼或芬太尼，伍用丙泊酚单次静脉注射作为纤支镜麻醉的诱导。复合芬太尼 0.1μg/kg，丙泊酚 TCI 血浆靶浓度 6μg/mL 行纤支镜检查可取得满意效果，当丙泊酚 TCI 效应室靶浓度达到 4.5μg/mL 时可开始检查。咪达唑仑或者丙泊酚复合瑞芬太尼 0.15～1μg/（kg·min）微泵输注用于纤支镜麻醉也可取得满意效果。

4.抗胆碱能药物

阿托品,用作气道干燥剂,可防止心动过缓和支气管痉挛。但研究表明以支气管扩张、分泌物、气管支气管出血、氧饱和度与心律失常作为参数进行调查,发现阿托品与安慰剂无显著差别。阿托品用药可能会引起口干、视力模糊、青光眼或室性心动过速。

5. α_2 受体激动剂

可乐定可以减少气管插管应激反应,口服可以作为纤维支气管镜检查用药。

三、纤支镜检查的麻醉管理

气管、支气管镜检查分择期和急症两类。择期气管、支气管镜检查可选用镇静和局部麻醉,多采用异丙酚或苯二氮卓类药物,表面可使用2%利多卡因。也可用喉罩作支气管镜检,可在捅入支气管镜的同事充分供氧通气,避免缺氧。

急症气管、支气管镜检查通常用于呼吸道异物取出和支气管吸引排痰。呼吸道异物多发生于学龄儿童。异物大小,异物性质、异物的位置、异物存留的时间以及患儿气管的粗细都会影响呼吸道梗阻的程度。对于操作熟练、经验丰富的耳鼻喉科医生,其异物时间短,可选用短效的麻醉药异丙酚即可。估计取异物困难的患儿可于异丙酚。由于气管异物患儿术前有不同程度的缺氧,麻醉前须经面罩呼纯氧或加压辅助呼吸,提高吸入氧浓度和通气量,时患儿术前缺氧得到纠正,为进一步实施麻醉,手术提供安全基础。除非患者已有呼吸功能不全,否则推荐保留自主呼吸。保留自主呼吸时气管镜置入后气道变窄,气道阻力增大,无效腔量也增大,患儿的自主呼吸难以维持氧供。在术前充分吸氧的情况下,患儿可耐受3~4分钟之内取出异物,当患儿出现呼吸抑制时,可用手堵住气管镜的窥视孔进行辅助呼吸。

在芬太尼麻醉诱导后,适当喷入局部麻醉药2%利多卡因4mg/kg抑制气道反射并防止支气管痉挛,手术医生放置支气管镜,在镜检过程中通过镜子的侧孔供氧4~8L/mim,另外喷射通气可解决检查时的通气问题。术中可静脉追加异丙酚、芬太尼。应避免使用 N_2O,因 N_2O 会引起患者肺膨胀,或者静脉使用丙泊酚3mg/kg,利多卡因1mg/kg诱导。镜检过程中一旦发生严重缺氧、青紫,应立即降支气管镜退至总气管,充分供氧,待情况改善后再做镜检。镜检后为防止喉头水肿和呼吸困难,应使用含肾上腺素的雾化液吸入,同时使用激素地塞米松以减轻气管黏液水肿。

麻醉深度足够时,移开面罩置入喉镜,用利多卡因(最大剂量 5mg/Kg)喷雾咽喉部、气管和支气管。完善的表面麻醉不仅可以消除反射,是手术操作时患者更易于平稳,还可减少麻醉药物应用量,利与患儿尽快清醒。面罩呼养到利多卡因起效(2~3min)后进行支气管镜检查。

目前纤支镜的静脉麻醉药物组合包括:

(1)异丙酚加芬太尼(瑞芬太尼)组合。是目前无痛纤支镜检查采用得最多的组合。丙泊酚具有起效快、镇静好、记忆缺失及苏醒迅速的作用,醒后无宿醉感,但对喉部刺激抑制不明显,镇痛作用差。而芬太尼属强效麻醉性镇痛药,对喉部刺激抑制明显。二者合用可以产生较好的麻醉效果,且能扬长避短,充分发挥两种药物的优点。异丙酚还具有独特的抗呕吐作用,可能是其拮抗的多巴胺 D2 受体所致。对芬太尼引起的恶心、呕吐有一定拮抗作用。术后患者苏醒迅速,主观感觉舒适甚或欣快。异丙酚与芬太尼合用有一定的协同作用,还可以减少麻醉药的用量。此种麻醉方式有操作简单,术后无不良反应,减轻检查所造成的应急刺激等优点。与常规方法相比,缩短了检查时间,减轻了患者痛苦,是一种安全且不良反应小的方法。但是这种组合也有其缺点:异丙酚为一种镇静性麻醉药,推注速度过快或者使用剂量过大的时候会抑制患者呼吸,使潮气量降低,呼吸频率变慢(甚至发生呼吸暂停),血氧饱和度下降。同时会使患者动脉血压下降,总外周阻力降低,心排血量下降,对老年人的心血管系统的抑制作用更重。异丙酚对循环的抑制作用是一过性的,其机制与异丙酚降低外周阻力、直接抑制心肌及对心血管系统神经反射抑制作用有关。芬太尼作为一种镇痛性麻醉药,对呼吸有明显的抑制作用,主要表现为呼吸频率减,剂量大时潮气量减少,甚至呼吸停止。芬太尼一般不影响血压,但能引起心动过缓。因而,这两种药物合用之后,会产生比较明显的呼吸抑制(这一点对于麻醉医师与临床医师需要共用一个呼吸道的无痛支气管纤维镜检查来说是非常不便的,一旦发生紧急情况难以迅速抢救)两种药物合用之后,呼吸抑制程度与其推注速度、剂量呈正相关,如果使用剂量稍大,还可能使循环系统受到极大的干扰,血压剧降,心排血量减少。这些并发症往往是难以避免的,也是这两种麻醉药品组合在先天上不能克服的缺陷。

(2)异丙酚加咪达唑仑加芬太尼(瑞芬太尼)组合。咪达唑仑是一种镇静药,可以对其他的麻醉药品产生良好的协同作用,具有良好的顺行性遗忘作用,防止术中知晓的发生。与异丙酚合用有很好的镇静镇痛作用,与单独用异丙酚、硫喷妥钠相比有更好的效果。但同样有呼吸抑制的风险,并且可能会让少数的患者发生体动反应,烦躁等并发症。对镇静处理的随机对照研究表明,相当部分患者应用咪达唑仑的镇静效果较差。如果镇静能够逐步诱导进入浅睡眠状态,将提高患者对支气管镜检查的接受度。

(3)氯胺酮麻醉。氯胺酮同时具有镇静和镇痛作用。它还具有一个突出的优点:不影响呼吸。这对无痛支气管纤维镜检查来说是非常方便的。但由于氯胺酮具有升高血压、眼内压,呼吸道分泌物增多(甚至喉痉挛),苏醒期幻梦、错觉甚至幻觉、谵妄、躁动现象等缺点,从而影响其在无痛纤支镜检查中的应用。

(4)吸入麻醉。应用七氟醚麻醉实施纤支镜检查,麻醉效果良好。由于该方法需要特殊的麻醉挥发灌和麻醉机,操作较复杂,也限制其在纤支镜检查中的应用。

术中应常规监测心电图,观察胸廓抬动或用听诊器检测呼吸情况,连续监测氧饱和度。浅麻醉,低通气,缺氧及迷走神经的紧张性增加可引起心律失常。包括结性节律,室性早搏,室性心动过速。可用手控过度通气,充分供氧及加深麻醉来治疗。

四、纤支镜检查的安全性

在纤维支气管镜检查中因麻醉医师与内镜医师同用一呼吸道必将增加呼吸道管理的难度,丙泊酚对呼吸也具有一定抑制作用,在操作过程中可因呼吸抑制、舌后坠,出现氧供不足而引起其他严重并发症的发生。丙泊酚全身麻醉下纤维支气管镜检查 SPO_2 平均较术前下降 15% 。

近年来喉罩越来越多的应用于纤支镜检查。喉罩能主动控制呼吸道,具有放置简便、无需暴露声门、刺激小、要求麻醉深度较浅、术中易耐受及有利于快速苏醒等优点。喉罩供氧下,必要时可以辅助人工呼吸,保证了患者的分钟通气量。气管插管型喉罩是一种专门为引导盲探气管插管而特殊设计的改良型喉罩通气道,因其构造的合理,其通气导管的前端和声门近似于一条直线,在纤维支气管镜检查中可作为置入的通道,也可确保镜检中呼吸道通畅,减少鼻出血等上呼吸道损伤的发生。

采用表明麻醉复合静脉麻醉,可减少麻醉药的用量,以降低呼吸抑制的发生率,但仍不能完全避免。咪达唑仑加氯胺酮组合,呼吸抑制发生率较小,适用于小儿纤支镜检查。纤支镜与高频通气机连接后进行纤支镜检查,虽然可以避免术中呼吸抑制,充分供氧,但操作复杂,技术要求高,成本也高,大多数门诊患儿不愿接受。

五、并发症及处理

(一)心律失常

心动过缓或心动过速均可出现,应及时给予处理。同时应注意,如心律失常为缺氧和高碳酸血症引起,应加强通气予以纠正。

(二)喉、支气管痉挛

多发生于支气管镜插入声门时,应立即停止检查,拔出支气管镜,使用支气管扩张剂、激素,必要时行气管内插管及人工通气。

(三)喉水肿或声音嘶哑

为术后较常见的并发症,一般发生在术后4小时内发生,与检查时间长短无明显关系,主要表现为吸气性喉喘鸣、呼吸急促、声音嘶哑、剧烈哭吵时口围发绀等。可能与下列因素有关:小儿喉腔狭小、黏膜下血管淋巴组织丰富、声门下组织疏松;检查时患儿多数不配合、哭吵多;纤维支气管镜插入时刺激声带。喉水肿或声音嘶哑一般经肾上腺素 + 普米克令舒氧气雾化吸入后能缓解,少数患儿需鼻导管吸氧改善缺氧症状。操作者手法轻巧、熟练,术前常规肌注安定镇静能减少手术刺激,预防喉水肿和声音嘶哑的发生。护理的重点为密切关注患儿有无呼吸困难和喉喘鸣,发现异常及时处理。

(四)气道梗阻

支气管镜检查术后除按照一般全麻后原则处理外,其特殊性在于发生气道梗阻的危险明显增加,气道内出血、分泌物潴留、气道黏膜损伤水肿均可导致梗阻。应注意加强监护和吸氧,必要时应吸引气道分泌物和血液。

（五）低氧血症

由于纤维支气管镜占据气道一部分空间，加之患儿气道反应性增高，可能引起气管、支气管痉挛，因而易导致氧分压下降，出现低氧血症。多发生于术前病情较重、手术时间较长的患儿。为减轻缺氧对患儿的危害，有报道推荐让患者术中吸入高浓度氧；也有建议术后给予补充性吸氧。为防止低氧血症的发生，在术中动态监测 SpO_2，随时观察患儿反应，当患儿出现面色苍白、发绀明显、呼吸困难、SpO_2 下降时立即停止检查，给予氧气吸入，直至缺氧状况改善。对预计检查时间较长或检查前一般情况较差的患儿，在检查前后均给予鼻导管吸氧（流量 0.5~1.0L/min），对预防术中低氧血症的发生效果较好。

（六）发热

发热一般发生在治疗后 4 小时左右，体温一般在 48 小时内降至正常，常见于肺泡灌洗治疗的患儿。发热与反应性及继发感染有关，前者多短暂，体温可自行下降；后者可能与口腔不洁、检查时间过长、纤维支气管镜将上呼吸道细菌带入肺泡或吸引不彻底有关。因此，纤维支气管镜检查时应注意无菌操作，对已有肺部感染的患儿，检查前后均适当使用抗生素，同时术前做好口腔护理，减少口腔部的细菌定植吸入。

（七）刺激性咳嗽

可能与检查刺激致咽喉部不适或肺泡灌洗液残留有关。在运用雾化吸入湿化气道后，鼓励患儿深呼吸、有效咳嗽；对咳嗽无力或不能正确配合的，用食指按压胸骨柄上窝处的气管刺激患儿咳嗽；必要时给予吸痰，以排出残留灌洗液；对已恢复进食的患儿，鼓励多饮温开水，症状一般在检查后第 2 天即可缓解。

（八）气胸

较为少见，经内科保守治疗后可痊愈，可能与所用纤支镜型号偏大有关。

（九）咽喉部不适或疼痛

患儿有明确的咽喉部不适或疼痛主诉，多与检查时利多卡因喷雾麻醉产生的麻木感和操作刺激咽喉产生的不适感有关。对家长、患儿耐心解释后，患儿不适症状很快缓解。

参考文献

1. 陈煜,连庆泉. 当代小儿麻醉学. 北京:人民卫生出版社,2011

2. 陈煜. 实用小儿麻醉技术. 北京:科学出版社,2011

3. 杨承祥. 门诊诊疗麻醉的安全与管理. 2008 年中华医学会全国麻醉学术年会

4. 冉锐. 丙泊酚联合利多卡因在无痛胃镜中的应用. 大众健康,2014,8(10):163

5. 罗俊,赵汝兰,赵颖. 降低门诊胃肠镜麻醉风险的临床分析. 中国内镜杂志,2008,14(6):656-658

6. 武睿,戈之铮,戴军. 无痛上消化道内镜检查对术后早期认知功能的影响. 2014,19(9):544-548

7. 夏万敏,王莉,杨亚静等. 异丙酚静脉复合麻醉在小儿纤维支气管镜中的临床应用. 四川省卫生管理干部学院学报,2008,27(2):94-96

8. 李渭敏,李恒. 纤维支气管镜检查麻醉的研究. 广东医学,2010,31(9):1208-1209

9. 陈顺富,陈雷,陈栋梁等. 喉罩在无痛纤维支气管镜检查中的应用. 中国内镜杂志,2011,17(12):1281-1283

10. 鲁德钧,徐茜,陈玉培。无痛纤维支气管镜检查中的麻醉管理的研究进展. 医学综述,2008,14(20):3186-3189

11. 黄英,刘恩梅,李渠白等. 无痛纤维支气管镜术诊治小儿呼吸道疾病 92 例临床分析. 中国实用儿科杂志,2005,20(8):469-471

12. 叶芳,潘伟飞,陈志敏. 小儿纤维支气管镜检查后并发症分析. 中华护理杂志,2005,40(9):679-680

索　引